Knaur

D1869034

Prof. Dr. Michael Hamm
Rose Marie Donhauser

Die SLOW CARB Diät

Knaur

www.knaur-ratgeber.de

Prof. Dr. Michael Hamm
Rose Marie Donhauser

Die SLOW CARB Diät

Dauerhaft abnehmen
mit langsamen Kohlenhydraten
und dem Plus an Eiweiß

INHALT

VORWORT

Die wichtigste Voraussetzung für den Erfolg einer Diät ist, dass sie überhaupt durchgehalten werden kann. Dazu tragen vor allem Alltagstauglichkeit, gute Sättigung und Essvergnügen bei anstatt genussfeindlichen Verzichts. Es ist außerdem wichtig zu verstehen, dass kurzfristige Maßnahmen nicht zu dauerhaftem Gewichtsverlust führen können. Deshalb muss eine Diät als gesunde Lebensweise begriffen werden, die auf Dauer die individuelle Stoffwechselsituation ebenso berücksichtigt wie persönliche Vorlieben beim Essen. Ein neues Ess- und Bewegungsverhalten wird schließlich nur beibehalten, wenn es auch zu Ihnen passt.

Geht es um unsere Figur, greifen vermutlich über 100 Erbanlagen wie Zahnräder ineinander und verpassen jedem Menschen sein »Format«. Die persönlichen Voraussetzungen für eine erfolgreiche Gewichtsabnahme und ein dauerhaft zufrieden stellendes Gewicht und Essverhalten sind daher so unterschiedlich, dass nur ein individueller Diätplan Aussicht auf Erfolg hat. Vor diesem Hintergrund wird schnell verständlich, wie schwer Abnehmen wirklich ist und dass im Kampf mit den Pfunden der Rückfall die Regel ist. Sich beim Abbau überflüssiger Kilos an der durch unsere Urnahrung und Lebensbedingungen geprägten Stoffwechsellogik zu orientieren, ist daher ein guter Ausgangspunkt.

Zu Beginn der menschlichen Entwicklung waren die Lebensumstände alles andere als ideal. Vor allem das Angebot an Nahrung war spärlich und ihre Beschaffung war mit großen Mühen verbunden. Der menschliche Körper war aber an diese Umstände angepasst. Diese genetische Disposition wird uns heute zum Verhängnis. Gene, die einst Lebensretter während Hungersnöten waren und höchst effizient die Energiespeicherung (also die Fettspeicherung) begünstigten, entfalten in unserer Wohlstandsgesellschaft ihr Potenzial auf höchst unangenehme Weise. Das Ergebnis ist Übergewicht. Aber nicht genug damit, dass unser Körper eifrig Energie speichert. Er gibt sie auch nur ungern wieder ab.

Aufgrund unserer evolutionären Grundausstattung dürfen wir nicht dem steinzeitlichen Motto »Iss möglichst viel, energiedichte, fettreiche und süße Nahrung, wann immer du kannst« folgen, sondern mütssen diesen uralten Überlebensregeln mit Vernunft entgegensteuern. Wer (zu) viel hat, muss also dosieren. Allerdings ist die simple Formel FdH (»Friss die Hälfte«) auf Dauer weder erfolgreich noch befriedigend. Fasst man die Diäterfahrungen der letzten Jahrzehnte zusammen, ergeben sich vielmehr drei ganz konkrete Ernährungsempfehlungen, um schlank zu werden und zu bleiben:

1. Eiweiß als Top-Sattmacher darf nicht zu kurz kommen.
2. Bei Fett und Kohlenhydraten vor allem auf die richtige Auswahl achten.
3. Statt konzentrierten Kalorien lieber für ein üppiges Nahrungsvolumen sorgen.

Wie sehr es sich lohnt, kohlenhydratbewusst zu essen, zeigt eine aktuelle Studie, die Ende 2004 im Journal of the American Medical Association veröffentlicht wurde. Wissenschaftler der renommierten Harvard Universität stellen fest: Eine Diät mit Einschränkung der schnell verfügbaren Kohlenhydrate kann im Vergleich zu Low-fat-Diäten besser vor einer Stoffwechselverlangsamung schützen – der Hauptgrund für den Jo-Jo-Effekt. Außerdem können Müdigkeit, Kälteempfinden und Hunger besser vorgebeugt und damit das Durchhaltevermögen verbessert werden.

Aber nicht nur die Nahrungsaufnahme spielt beim Abnehmen eine Rolle. Auch die Bewegung darf nicht zu kurz kommen. Während unsere Urahnen sich nämlich tüchtig anstrengen mussten, um überhaupt genug zu essen zu bekommen, fehlt heute schlicht und einfach der notwendige körperliche Ausgleich. Sorgen Sie also für ausreichend Aktivität in Beruf und Freizeit.

Sowohl unter dem Aspekt der Durchführbarkeit als auch aus gesundheitlicher Sicht erweist sich das abgestufte Slow-carb-Prinzip als der viel versprechendste Weg, um dauerhaft und ohne Frust schlank zu werden und zu bleiben. Zudem nimmt es auf unsere genetische »Grundausstattung« Rücksicht. Der neue Trend hat die Low-fat-Welle bereits ebenso abgelöst wie die strenge Low-carb-Bewegung. Gehen Sie mit uns auf Erfolgskurs.

Prof. Dr. troph. Michael Hamm,
Ernährungswissenschaftler

Hamburg, im Frühjahr 2005

Die Geschichte der kohlenhydratarmen Diäten

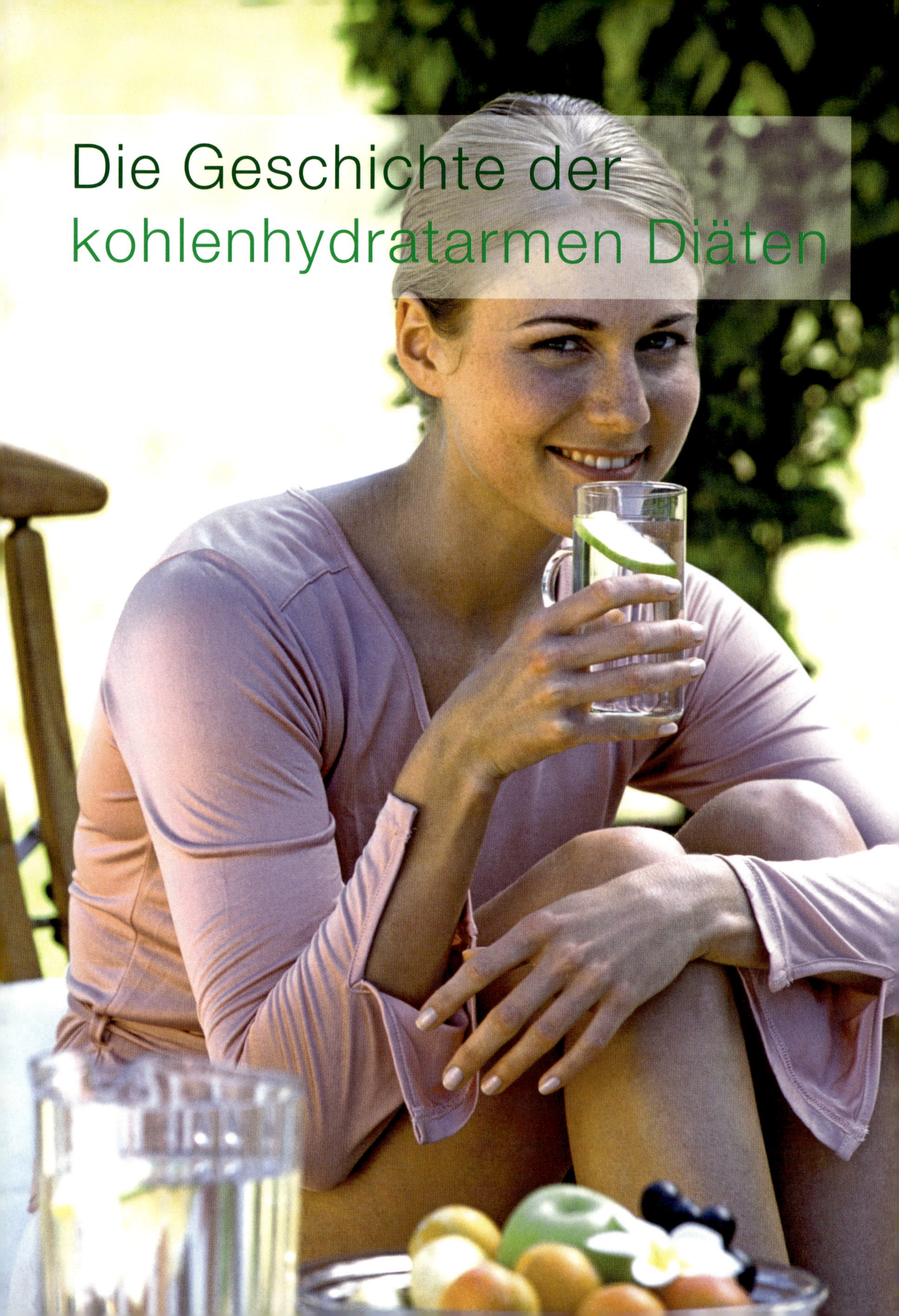

DIE »DICKE« GESELLSCHAFT

Die Weltgesundheitsorganisation WHO bezeichnet Übergewicht inzwischen als globale Epidemie. Weltweit sind über eine Milliarde Menschen – das entspricht einem Sechstel der Gesamtbevölkerung – übergewichtig. Deutschland nimmt im internationalen Vergleich neben den USA, Spanien und einigen osteuropäischen Ländern einen Spitzenplatz ein. Hierzulande hat derzeit über die Hälfte der Bevölkerung Übergewicht (BMI > 25). Etwa 20 Prozent davon sind sogar adipös (fettleibig, BMI > 30) – Tendenz steigend. Ohne Gegensteuern wird im Jahre 2040 die Hälfte unserer erwachsenen Bevölkerung einen durchschnittlichen BMI von über 30 haben. Wir befinden uns damit auf dem Weg von einer übergewichtigen zu einer dicken Gesellschaft.

Übergewicht macht krank

Die »Übergewichtsepidemie« hat schwerwiegende Folgen: In fast allen Industriestaaten ist ein immenser Anstieg von Diabeteserkrankungen zu erwarten. Immer mehr »XXL-Esser« hören die Diagnose Diabetes Typ 2. Besonders alarmierend ist, dass von dieser früher als Alterszucker bezeichneten Stoffwechselerkrankung auch immer häufiger stark übergewichtige Kinder und Jugendliche betroffen sind.

Adipositas kann das Leben im gleichen Maß verkürzen wie Rauchen. Ja, die »Seuche« Übergewicht sorgt sogar dafür, dass die durchschnittliche Lebenserwartung abnimmt. Nach einer britischen Studie wird die heute junge Generation die erste sein, die vor ihren Eltern stirbt. Fettleibigkeit und Bewegungsmangel werden zur Todesursache Nr. 1 – so die Prognose für die USA. Auch die WHO hat für das Jahr 2004 Adipositas zum führenden Gesundheitsproblem erklärt.

Der Body-Mass-Index (BMI) gibt Aufschluss darüber, ob und wie viel Übergewicht man hat. Er wird mit der Formel

$$\text{BMI} = \frac{\text{Körpergewicht in kg}}{(\text{Körpergröße in m})^2}$$

berechnet. Übergewicht beginnt ab einem BMI-Wert von 25.

Diäten helfen nicht

Diäten gelten im Kampf gegen Übergewicht vermeintlich als Problemlöser. Doch die meisten bleiben ohne längerfristigen Erfolg. Pauschal lässt sich sagen: Diäten funktionieren nicht! Meist frustrieren und deprimieren sie uns nur. Aufgrund häufiger und strenger Diäten kann sogar das Gegenteil von dem eintreten, was die Diät bringen soll: Das Gewicht steigt.

Was tun gegen Übergewicht?

Mit der persönlich richtigen Diätstrategie – bzw. einer an den Körper angepassten Ernährung – können Sie es schaffen, der berüchtigten Diätfalle, dem Jo-Jo-Effekt herkömmlicher Crashdiäten, zu entgehen.

In diesem Zusammenhang möchte ich den genialen französischen Feinschmeckerpapst Anthelme Brillat-Savarin (1755 – 1826) zitieren, der mit seinem berühmten Buch »Physiologie des Geschmacks« zugleich bewies, dass er erhebliche praktische Erfahrungen bei der Behandlung der Fettleibigkeit gesammelt haben muss. Auch kannte er die einem Erfolg entgegenstehenden menschlichen Schwächen nur allzu gut.

Diät auf Empfehlung von Brillat-Savarin

»Da es nun einmal feststeht, dass jeder, der sein Gewicht zu verringern wünscht, mäßig essen, wenig schlafen und sich so viel wie möglich bewegen soll, muss man (weil dies reine Theorie ist) einen anderen (einfacheren) Weg suchen, um dieses Ziel zu erreichen. Nun, es gibt eine unfehlbare Methode, um es zu verhindern, dass die Korpulenz ins Maßlose ausartet, oder um sie wieder zu verringern, wenn sie schon an diesem Punkt angelangt ist. Diese auf den sichersten Grundlagen der Physik und der Chemie beruhende Methode besteht in einer Diät, die auf den zu erreichenden Zweck abgestimmt ist. Sie muss sich nach der allgemeinsten und entscheidendsten Ursache der Fettleibigkeit richtigen, und da es als erwiesen gelten kann, dass bei Mensch und Tier die Fettleibigkeit nur auf Mehl und Stärke zurückgeht, lässt sich daraus die logische Schlussfolgerung ableiten, dass die mehr oder weniger starke Enthaltsamkeit von mehligen oder stärkehaltigen Substanzen zur Verringerung des Körperumfangs führt.«

Auch wenn wir heute hinsichtlich der Ursachen von Adipositas ein differenzierteres Verständnis haben und die menschliche Trägheit nicht ganz so hoffnungslos betrachten, steht Brillat-Savarins Äußerung in hoher Übereinstimmung mit den Begründern, Verfechtern und Anhängern der populären Low-carb-Welle. Low carb bedeutet eine Ernährung mit wenig Kohlenhydraten (vor allem Stärke und Zucker). Diese Einschränkung der Nahrungskohlenhydrate fußt wiederum auf dem genetisch über Millionen von Jahren bestimmten Ernährungsoptimum des Menschen und hat auch in der Schlankheitsdiätetik eine lange Tradition.

DIE VERÄNDERUNG UNSERER NAHRUNG

Die moderne Zivilisationskost weicht weit von der »artgerechten« Ernährung des Menschen ab, an die er seit der Steinzeit angepasst ist. Jedenfalls war der Mensch mindestens 500-mal länger ein Jäger und Sammler, als er Ackerbauer oder zivilisierter Städter war. Anders ausgedrückt, fünf Millionen Jahre haben unsere biochemische Stoffwechsellogik bleibender beeinflusst als die daran gemessene »kurze« Zeitspanne von etwa 10 000 Jahren, seit der systematische Anbau von Nahrungspflanzen – vor allem Getreide – begann.

Ein uralter Ernährungsstil

»Bei allen Überlegungen über die dem Menschen angemessene Ernährung müssen wir uns vor Augen halten, dass wesentliche Änderungen unserer Erbmasse seit der Steinzeit nicht erfolgt sind«, so Dr. Wolfgang Lutz, Arzt und Autor des Aufsehen erregenden Buches »Leben ohne Brot«.

Der Ackerbau – eine hochenergetische Entwicklung

In Europa liegt die Wiege des Ackerbaus im Mittelmeergebiet. Die Völker dieser Region hatten die längste Zeit, nämlich 8000 bis 10 000 Jahre, zur Verfügung, um sich an den dadurch erhöhten Kohlenhydratverzehr – zumindest zum Teil – anzupassen. Der Norden erhielt den »Kohlenhydratschub« erst viel später. Dort liegt der Beginn des Ackerbaus höchstens 6000 Jahre zurück. Dies entspricht etwa 300 Generationen. Diese Zeitspanne ist zu kurz für eine vollständige genetische Anpassung unseres Stoffwechsels an veränderte Ernährungsbedingungen. Auch wenn nach jüngsten Veröffentlichungen (Proceedings of the National Academy of Sciences 2004) Menschen eventuell bereits 10 000 Jahre früher Getreide gegessen haben als bisher angenommen, ändert dies nicht grundsätzlich etwas an der kritischen Betrachtung von Menge und Art des Kohlenhydratverzehrs.

Da die Menschen des Mittelmeerraumes mehr Zeit hatten, sich an die kohlenhydratreiche Nahrung zu gewöhnen, vertragen Sie diese auch etwas besser als wir im Norden.

Sehr viel später als das Getreide kam die Kartoffel als weitere konzentrierte (Stärke-)Kohlenhydratenergiequelle hinzu. Insgesamt brachte der vermehrte Verzehr von Stärketrägern eine höhere Energiedichte der Nahrung mit sich und erlaubte eine weitgehend regelmäßige Nahrungsversorgung. Der Mensch konnte sein Nomadenleben aufgeben und sesshaft werden.

Das »süße« Zeitalter bricht an

Ganz allgemein muss eine vernünftige Dosierung und ein Geschmackstraining in Richtung »weniger süß« angestrebt werden.

Die gravierendste Änderung unserer Ernährung brachte aber die Industrialisierung mit sich. Sie veränderte Arbeits- und Lebensbedingungen sowie die Lebensmittelproduktion und das Nahrungsangebot. Vor allem die Zuckerindustrie hat unsere Ernährung nachhaltig beeinflusst. War Zucker früher ebenso wie Honig noch ein kostbares »Gewürz«, so ist er heute ständig verfügbar und wird gerne und im Übermaß konsumiert. Der Mensch mag es nämlich süß. Kein Wunder, dass die Süßwarenindustrie mit ihren Versuchungen für viele, die eine gesunde Ernährung anstreben, ein Feindbild ist.

VOM NOMADEN ZUM ACKERBAUERN

Moderne Ernährungsempfehlungen scheren nicht alle Menschen über einen Kamm, sondern gehen von individuellen Bedürfnissen und persönlichen Stoffwechselvoraussetzungen aus. So unterscheidet die Arbeitsgruppe um den Facharzt für Innere Medizin, Dr. Detlef Pape, mit dem Arbeitsschwerpunkt »Adipositasberatung« hinsichtlich der Übergewichtsentstehung und -behandlung zwei Stoffwechseltypen mit unterschiedlichen Insulinantworten auf Kohlenhydratmahlzeiten – den so genannten »Nomaden« und den »Ackerbauern«.
Der »Ackerbauer« hat sich relativ gut an eine erhöhte Kohlenhydratzufuhr angepasst, während der »Nomade« diese konzentrierte Kohlenhydratenergie deutlich schlechter verträgt.

↘ Was sich wirklich verändert hat

Es ist eine Tatsache, dass in relativ kurzer Zeit an die Stelle einer ballaststoffreichen Kost eine kalorienreiche und stark verarbeitete Nahrung mit hohem Anteil an verfeinerten Weißmehlprodukten sowie konzentrierten Stärke-, Zucker- und Fettkalorien getreten ist. Dabei haben sich sowohl Kohlenhydrat- als auch Fettqualität zum Negativen entwickelt. Bei unserem heutigen Lebensstil mit wenig und meist leichter körperlicher Arbeit wäre aber eine mehr unverarbeitete und weniger energiedichte Nahrung mit gutem Sättigungsvermögen die angemessene Ernährung.

Der »Ackerbauer«

Die »Stoffwechsel-Software« des Ackerbauern ermöglicht eine adäquate Insulinantwort beispielsweise auf einen für die Mittelmeerländer typischen kohlenhydrathaltigen Speiseplan. Bei entsprechender Bewegung kann dieser Stoffwechseltyp auch schlank bleiben. Kritisch wird es aber, wenn er auf Bewegung verzichtet und der verlockenden Fülle des modernen Lebensmittelangebots erliegt. Besonders verhängnisvoll wirkt sich die Kombination aus stärke-, zucker- und fettreicher Ernährung aus – Backwaren, Snacks, Pizza, Pommes frites, Chips, Flips, Schokoriegel, Süßigkeiten, Eis und Co.
Wer sich derart kohlenhydrat- und fettreich ernährt, reagiert langfristig mit Übergewicht, Fettstoffwechselstörungen, Diabetes mellitus (Typ-2-Diabetes) und schließlich Herz-Kreislauf-Erkrankungen sowie weiteren ernährungsmitbedingten Stoffwechselleiden.

Nicht zuletzt aus Bequemlichkeit und Zeitmangel finden Snacks und Fast Food so leicht den Weg auf unseren Speiseplan und damit auf die Hüften.

Wie sich der Ackerbauer ernähren sollte

Für den teilangepassten Stoffwechseltyp des Ackerbauern empfiehlt sich zumindest eine Rückbesinnung auf die »gesunden« Kohlenhydrate, das heißt eine kohlenhydratbewusste Ernährung mit einem niedrigen glykämischen Index. Diese Ernährung umfasst Gemüse, Salate, Hülsenfrüchte, weniger süße Obstsorten und grobkörnige Vollkornprodukte, Nüsse, Oliven und hochwertige Pflanzenöle wie Oliven- oder Rapsöl sowie hochwertige tierische Eiweißträger wie Fisch, Fleisch und fettarme Milchprodukte. Käse und Eier runden den ausgewogenen Speiseplan ab.

Der »Nomade«

Was den Nomadentyp für die Ernährungssituation der frühen Menschheitsgeschichte überlebensfähig machte, gereicht ihm im modernen »Schlaraffenland« eher zum Nachteil. Der Stoffwechsel des Menschen in der Frühzeit war auf den Rhythmus von Bewegung, Hungern und Sättigung bei einer überwiegend eiweißreichen, kohlenhydratarmen und nicht übermäßig fettreichen Ernährung eingestellt. Der Nomadentyp ist also in erster Linie an eine eiweißreiche, fetthaltige Ernährung angepasst und reagiert auf Kohlenhydrate empfindlich mit einer hohen Insulinantwort. Beim »Nomaden« wurde für das Überleben in der Steinzeit programmiert, »dass überschüssige Nahrung als Energiereserve durch die Wirkung von Insulin in Form von Fett eingespeichert werden konnte, um in Winter- und Hungerzeiten wieder aufgebraucht zu werden. Die an Kohlenhydratmahlzeiten nicht angepasste Bauchspeicheldrüse des genetischen ›Nomaden‹ unserer Tage reagiert überempfindlich auf Kohlenhydrate mit einer überschießenden Insulinantwort, was die Fettspeicherung unterstützt« (Pape et al., 2003, S. 28).

Insulin ist ganz einfach als »Hormon der Speicherung« zu betrachten. Und es veranlasst als Voraussetzung dafür auch zur Nahrungsaufnahme.

In diesem Zusammenhang stellen auch die amerikanischen Diätspezialisten Rachel und Richard Heller fest, dass das »Sparsamkeitsgen« des Höhlenmenschen sogar mit dem Bonus einer Extraportion Insulin verbunden war, der dafür sorgte, dass Hunger, Nahrungsaufnahme und (Fett-)Energiespeicherung besonders ausgeprägt sind. Diese besonders effiziente Energiespeicherung für knappe Zeiten, Nahrungsmangel und karge Kost ist heute weitgehend überflüssig und gereicht uns eher zum Nachteil, wenn ganzjährig ein uneingeschränktes Nahrungsangebot zur Verfügung steht.

↘ Die Insulinreaktion – Schlüssel für den Diäterfolg

Das blutzuckersenkende Hormon Insulin mit seinen vielfältigen Stoffwechselwirkungen steht im Blickpunkt der meisten aktuellen Schlankheitsdiäten wie zum Beispiel Low-carb-Methode oder Atkins-Prinzip, ketogener Diät, Montignac-Methode, GLYX-Diät, South-Beach-Diät, LOGI-Methode und selbstverständlich auch des vorliegenden Diätratgebers. Im Prinzip kommt es bei allen Methoden darauf an, durch die persönlich richtige Kohlenhydratmenge und unter Beachtung der Kohlenhydratqualität (glykämischer Index) die Insulinreaktion in gesunden Grenzen zu halten.

Gesunde Kost für den »Nomaden«

Der Nomadentyp, der vom Stoffwechsel noch auf frühzeitliche Ernährungsbedingungen programmiert ist, muss also besonders darauf achten, wie viel und welche Kohlenhydrate er isst. Er sollte vor allem bei der anteiligen Eiweißaufnahme zulegen, das heißt einen Teil der eingesparten konzentrierten Nahrungskohlenhydrate durch gut sättigende und stoffwechselaktivierende Proteine ersetzen. Dadurch wirkt der von seiner Genausstattung so geprägte »Energiesparer« dem »Igelprinzip« – also der Energiespeicherung für schlechte Zeiten – in seinem Stoffwechsel entgegen, steigert die so genannte Überschussthermogenese (= nahrungsbedingte Wärmeabgabe, vgl. Seite 44 ff.), vermindert eine vorhandene Insulinresistenz und damit Fettzellenmästung.

Wie viele Menschen sind kohlenhydratempfindlich?

Zirka ein Drittel der Bevölkerung soll nach Angaben des bereits zitierten Autorenteams (Pape et al., 2003, S. 29) davon betroffen sein, bei kohlenhydratreicher Kost, süßen und süß-fetten Zwischenmahlzeiten sowie Bewegungsmangel aufgrund ihrer Stoffwechselgenetik noch aus Nomadenzeiten übergewichtig bzw. adipös zu werden. Im Übrigen bestätigen dies auch die Erfahrungen aus eigenen und von anderen Ernährungsfachkräften durchgeführten Ernährungsberatungen. Nicht alle Übergewichtigen können mit »Low fat« und Kohlenhydratliberalisierung, das heißt der pauschalen Freigabe aller Nahrungskohlenhydrate und alleiniger Beschränkung der Fettaufnahme, erfolgreich abspecken. Viele von denen, die relativ wenig Fett und Eiweiß, aber eben reichlich Kohlenhydrate gegessen hatten, konnten einfach nicht abnehmen. Ja, zum Teil erfolgten sogar Gewichtszunahmen. Die Situation ändert sich schlagartig, wenn statt der uneingeschränkten Kohlenhydratfreigabe diesbezüglich bewusster (nach dem Prinzip des glykämischen Index) ausgewählt wird und vor allem mehr hochwertige Eiweißträger auf dem Diätplan stehen.

Der glykämische Index (GLYX) ist das Maß für den Blutzuckeranstieg nach einer Mahlzeit. Je niedriger der GLYX, desto maßvoller der Blutzuckeranstieg.

Passen Sie die Ernährung Ihrem Stoffwechsel an

Auch aus gesundheitlicher Sicht ist ein Umdenken bei den allzu stark verallgemeinernden Ernährungsratschlägen notwendig. Der gute Futterverwerter vom Nomadentyp neigt zur Fettdeponierung in der Körpermitte. Und dieses vermehrte Bauchfett ist ein besonderes Gesundheitsrisiko, das bei Frauen ab einem Bauchumfang von 88 Zentimeter und beim Mann von 102 Zentimeter beginnt. Die Einhaltung dieser Maße ist deshalb so wichtig, weil bei einer Überschreitung die Gefahr von Gefäß- und Diabeteserkrankungen immer größer wird. Mit einer kohlenhydratkontrollierten, fettgesunden und eiweißbetonten Kost lässt sich der drohenden »Übergewichts-Zuckerkrankheit« am besten vorbeugen. Außerdem können so die von diesem Stoffwechseltyp beklagten, nach kohlenhydratreichem Essen oft rasch wieder auftretenden Hungergefühle besser in Schach gehalten werden.

Fazit: Wer das Höhlenmenscherbe eines steinzeitlichen Stoffwechsels mitbringt, muss seinen persönlich richtigen Weg finden, um die kulinarischen Vorzüge der Neuzeit genießen zu können. Und dabei kann die Orientierung an der ursprünglichen Ernährungsweise eines Nomaden gut helfen. In jedem Fall aber gilt, auf die Menge und Qualität der Kohlenhydrate zu achten.

↘ Mehr Kohlenhydrate nur für (Leistungs-)Sportler

Wer sich Höchstleistungen abverlangt, tut gut daran, für gut gefüllte Glykogenspeicher, die Kohlenhydrat-Energiereserven unserer Muskeln, zu sorgen. Sportlich Aktive dürfen die Zügel beim Kohlenhydratverzehr also lockerer lassen. Die allgemein propagierte Empfehlung, zirka 55 bis 60 Prozent der Kalorien aus Nahrungskohlenhydraten aufzunehmen, gilt für schlanke Menschen mit hohem Bewegungsumsatz und nicht für den schon zum Übergewicht neigenden bewegungsfaulen Schreibtischarbeiter, der womöglich noch mit dem steinzeitlichen Stoffwechselerbe einer besonders effizienten Energiespeicherung ausgestattet ist. Dann gelten andere Bedingungen für den Kohlenhydratverzehr.

DIE ZUSAMMENSETZUNG DER »ARTGERECHTEN« ERNÄHRUNG

Der Mensch hat seit dem ersten Auftauchen der Gattung den weitaus größten Teil – nämlich annähernd 99 Prozent – seiner Entwicklungsgeschichte als Jäger und Sammler verbracht. Die dabei vorherrschenden Umweltbedingungen, das heißt Lebensweise und Nahrungsgrundlage, waren für die Prägung von Genen verantwortlich, die für die Verarbeitung der Nahrung und der Nährstoffe in unserem Stoffwechsel zuständig sind. Verschiedene Wissenschaftler und Ernährungsforscher gehen davon aus, dass die Ernährungsform, an die der menschliche Stoffwechsel im Verlauf von Millionen von Jahren optimal angepasst ist, deshalb auch heute noch als ein vorbildhaftes Modell für eine gesunde, »artgerechte« Ernährung des Menschen gelten muss. Folglich wird die »Steinzeitdiät« als Referenzstandard für die moderne Ernährung diskutiert und auf die krasse Diskrepanz zwischen einer steinzeitgerechten Ernährung und dem radikal geänderten Lebensmittelangebot von heute hingewiesen.

Wie können wir herausfinden, was die Sammler und Jäger tatsächlich gegessen haben? Welche Schlussfolgerungen können wir daraus über das richtige Verhältnis von Proteinen, Fetten und Kohlenhydraten in unserer Ernährung ziehen? Mit großer Wahrscheinlichkeit lässt sich jedenfalls sagen, dass der tatsächliche Anteil tierischer Nahrung unterschätzt wird.

Auf der Suche nach der Steinzeiternährung

Die ersten Versuche, mittels Daten aus dem Ethnologischen Atlas von 58 Völkern bzw. Stämmen, die auch noch in der Neuzeit unter steinzeitlichen Bedingungen gelebt haben, auf die für Jäger und Sammler typische Ernährung zu schließen, stammten von der Arbeitsgruppe von Prof. Boyd Eaton aus den 1980er Jahren. Zusätzlich wurde das Verhältnis zwischen der Zufuhr pflanzlicher und tierischer Nahrung der historischen Jäger-Sammler-Gesellschaften geschätzt und die Nährstoffzusammensetzung von Wildpflanzen und tierischer Nahrung analysiert. Diese ersten Berechnungen ergaben jedoch ein falsches Bild, weil weder Fisch, Meerestiere, Schnecken, Insekten und andere Kleinlebewesen noch Innereien, Fettanteile und Knochenmark als Nahrung mit einbezogen wurden.

Erst Prof. Loren Cordain, ein Evolutionsbiologe von der Universität Colorado, und seine Kollegen konnten im Jahr 2000 neue stichhaltige Ergebnisse zur wahrscheinlichen Kost von Jägern und Sammlern vorlegen. Auch hierzu wurden umfangreiche Nährwertanalysen von Wildpflanzen und verschiedenen Wildarten vorgenommen sowie die Ernährungsaufzeichnungen aus dem erweiterten Ethnologischen Atlas über 229 verschiedene Jäger-Sammler-Gesellschaften der Neuzeit aus allen Lebensräumen herangezogen.

Tierische Nahrung – heiß begehrt

Die Nahrungsgrundlagen waren vielfältig. Gesammelt wurden je nach Verfügbarkeit Beeren, Blätter, Blüten, Wurzeln, Nüsse, Samen und Knollen. Der Anteil an Gejagtem und Gefischtem wurde umso größer, je weiter man sich vom Äquator nach Süden oder Norden entfernte. Wann und wo immer es die Umweltbedingungen zuließen, verzehrten die Jäger und Sammler jedoch einen hohen Anteil (45 bis 65 Prozent der Energie) tierischer Nahrung. Diese große Präferenz für und auch Abhängigkeit von tierischer Nahrung (hohe Energie- und Nährstoffdichte, gute Nährstoffverfügbarkeit) führte zusammen mit dem relativ geringen Kohlenhydratgehalt der Wildpflanzen zu einer charakteristischen Makronährstoffverteilung der Jäger- und Sammlerkost. Proteine (Eiweiß) nahmen im Vergleich zu den Kohlenhydraten einen relativ hohen Anteil an der Gesamtenergieaufnahme ein.

Für die Jäger-Sammler-Gesellschaften und damit für die Menschen des Paläolithikums hochgerechnet ergab sich dementsprechend folgendes Verteilungs-

Der Begriff Paläolithikum bezeichnet die Altsteinzeit (2 Mio. bis 8000 v. Chr.)

muster (anteilige Energiebereitstellung): 19 bis 35 Prozent Protein, 22 bis 40 Prozent Kohlenhydrate und 28 bis 47 Prozent Fett. Für Regionen mit Umweltverhältnissen, die am ehesten unsere europäischen Vorfahren betreffen, lassen sich mittlere Nährstoffrelationen von etwa 30 Prozent Kohlenhydraten, 40 bis 45 Prozent Fett und 20 bis 30 Prozent Eiweiß ableiten.

Mehr Protein und bessere Kohlenhydrat- und Fettqualität

Die ermittelte Bandbreite der Proteinzufuhr (19 bis 35 Energieprozent) bei Jägern und Sammlern übersteigt die für die westliche Ernährungsweise typischen Durchschnittswerte und Empfehlungen (10 bis 15 Energieprozent) deutlich. Was den Kohlenhydratanteil betrifft, so liegt er deutlich unter denen als »gesund« empfohlenen Werten von 55 bis 60 Prozent der Energiezufuhr. Allerdings fehlte in der Steinzeitdiät der hohe Gehalt verarbeiteter Kohlenhydrate wie isolierte Stärke und Zucker mit hohem glykämischen Index.
In diesem Zusammenhang stellt sich die Frage, ob die Kohlenhydratvorgabe von heute tatsächlich so »gesund« ist, wenn sie neben dem erwünschten Verzehr von Gemüse, Hülsenfrüchten, Vollkorn und Obst nur durch den gleichzeitigen Genuss verarbeiteter Kohlenhydrate wie Weißmehlerzeugnisse, Zucker, Süßigkeiten und stark gezuckerter Getränke erreichbar ist. Würden wir uns nur auf die »gesunden« Kohlenhydrate beschränken, bliebe der Gesamtkohlenhydratgehalt der Nahrung wahrscheinlich im Bereich von etwa 40 bis 45 Prozent.
Die pflanzlichen Bestandteile der Jäger- und Sammlerkost wiesen dagegen einen hohen Ballaststoffgehalt und aufgrund der sekundären Pflanzenstoffe sowie Vitamine auch ein hohes antioxidatives Gesundheitsschutzpotenzial auf. Eine solche Nahrung mindert das Risiko von Typ-2-Diabetes und Herz-Kreislauf-Erkrankungen.

Das günstigste Fettsäuremuster

Der präventive Vorteil einer für Jäger-Sammler-Gesellschaften typischen Kost wird auch von Frau Artemis Simopoulos vom Zentrum für Genetik, Ernährung und Gesundheit in Washington bestätigt: »Der Ratschlag, eine fettarme, kohlenhydratreiche Kost zu essen, kann am Ziel vorbeiführen.« Die Ernährungs- und Gesundheitsexpertin hebt auf das in der ursprünglichen Ernährung neben der besseren Kohlenhydratqualität günstigere Fettsäuremuster ab, mit einem ausgewogenen Verhältnis von mehrfach ungesättigten Omega-6- und Omega-3-

Fettsäuren. Beide Fettsäurefamilien sind für uns lebensnotwendig. Heutzutage liegt aber aufgrund des bevorzugten Verzehrs von bestimmten Pflanzenölen (Distelöl, Sonnenblumen- und Sojaöl) und Diätmargarine eine Schieflage zuungunsten der Omega-3-Fettsäuren vor, die nur in wenigen Pflanzenfetten (Rapsöl, Leinöl, Walnusskerne) sowie fetthaltigem Meeresfisch vorkommen. Ursprünglich stammte das Fett in der Ernährung neben einigen Nüssen und Kernen hauptsächlich von Wildtieren und Fischen. Auch die »guten« Fette aus Hirn und Knochenmark wurden genutzt. Aufgrund der natürlichen Futtergrundlage (Wildpflanzen und Phytoplankton) war das tierische Fett reicher an herz- und gefäßgesunden Omega-3-Fettsäuren, als dies bei Masttieren und Zuchtfischen heute der Fall ist. Die Fettqualität der Steinzeitdiät war der in unserer heutigen Ernährung deutlich überlegen.

Veränderung von Fettqualität und glykämischem Index und die gesundheitlichen Folgen

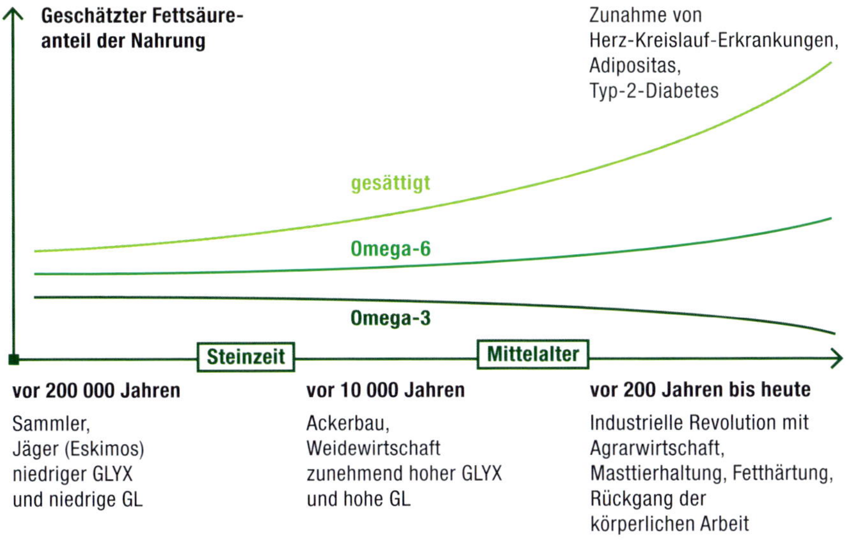

Ein ideales Fettsäurenverhältnis

Die Steinzeitdiät garantierte ein geradezu ideales Omega-6- zu Omega-3-Verhältnis von 1 : 1. In der heutigen Nahrung liegt es hingegen bei 20 bzw. 25 : 1. Aktuellen Ernährungsempfehlungen zufolge sollte zumindest eine Relation von 5 : 1 erreicht werden. Dazu muss man den Überhang der Linolsäure (z. B. aus Sonnenblumenkern-, Distelöl und Diätmargarine) zugunsten der einfach ungesättigten Fettsäuren (z. B. aus Oliven- und Rapsöl) abbauen. Weiterhin gehören

Der figurbewusste Esser von heute vermeidet pauschal jegliches Fett. Er schaltet damit oft auch die wichtigsten Omega-3-Fettsäurequellen aus, indem er nur mageren Fisch isst.

mehr pflanzliche und maritime Omega-3-Fettsäuren aus Leinöl, Rapsöl, Leinsamen, Walnüssen und fetthaltigen Meeresfischen auf den Speiseplan. Die allseits geforderte Fetteinsparung beim Essen sollte sich dagegen auf gesättigte tierische und (teil)gehärtete pflanzliche Fette beziehen.

Eine gesunde Fettbalance ist insbesondere für Herz und Kreislauf unerlässlich. In der Steinzeit stimmte das Verhältnis noch. Wildpflanzen und das Fett der Wildtiere enthielten die heute eher knappen Omega-3-Fettsäuren. Und wo Fisch traditionell den Speiseplan bereichert hatte, kam eine gute Omega-3-Quelle hinzu.

Die Fettqualität der heutigen Ernährung

Aus dem Gleichgewicht geriet das Fettsäureverhältnis in unserer Nahrung erst, als unsere Vorfahren sesshaft wurden und ihre Nahrung durch Ackerbau und Tierhaltung gewannen. Getreide als Futtergrundlage führte dazu, dass das Fleisch und die Eier der landwirtschaftlichen Nutztiere deutlich weniger Omega-3-Fettsäuren enthielten. Die moderne Speiseölgewinnung bevorzugt linolsäurereiche Öle (Distelöl, Sonnenblumenkernöl etc.).

Aber nicht nur für die körperliche Gesundheit ist die Fettqualität von Bedeutung. Ein europäischer Arbeitskreis über die ursprüngliche Ernährung und ihre Bedeutung für die Entwicklung des Menschen brachte 1998 ein weiteres wichtiges Ergebnis zutage: Omega-3-Fettsäuren sind unerlässlich für die optimale Entwicklung des Gehirns und damit die geistige Leistungsfähigkeit. Wissenschaftler gehen davon aus, dass sich die ersten Menschen in Ostafrika an den Seeufern des Rift Valley entwickelten. Diese Frühmenschen ernährten sich hauptsächlich von Fisch, der reich an Omega-3-Fettsäuren war.

↘ Der richtige Protein-Fett-Mix

Wegen der hohen Bedeutung der einfach ungesättigten sowie der mehrfach ungesättigten Omega-3-Fettsäuren bevorzugen wir bei den (S)Low-carb-Rezepten (ab Seite 78) eiweißreiche Meeresfische mit einem hohen Gehalt an Omega-3-Fettsäuren, z. B. (Wild-)Lachs, Sardine und Thunfisch zusammen mit reichlich Gemüse und Salaten sowie hochwertiges Oliven- oder Rapsöl. Aufgrund ihres geringen Kohlenhydratgehalts und ihrer günstigen Protein-Fett-Kombination sollten Sie auch ohne Bedenken mehr Nüsse genießen – als Low-carb-Snacks und als Ergänzung zu Salaten.

LOW CARB HAT EINE LANGE TRADITION

Die Idee der kohlenhydratarmen Diäten ist nicht neu, und im Sinne von mehr hochwertigem Protein und gesundheitlich wertvollem Fett anstelle von zu viel verarbeiteten und schnell verfügbaren Kohlenhydraten handelt es sich um eine unserem Genprogramm adäquate »artgerechte« Ernährung. Demzufolge muss eine Rückbesinnung auf diese physiologischen Ernährungsgrundlagen auch der Schlüssel für den Erfolg einer Schlankheitsdiät von heute sein.

Wie alt die Idee von Low carb ist und wie sie sich entwickelt hat, sollen die folgenden Beispiele zeigen. Die Protagonisten schrieben Diätgeschichte und stehen für eine kritische Auseinandersetzung mit dem Wohlstandsleiden Nr. 1.

Banting und Harvey

Im Jahr 1862 riet der englische Arzt Dr. Harvey seinem stark adipösen Patienten William Banting, einem Londoner Sargtischler, zur Normalisierung seines Gewichts keine Kohlenhydrate mehr zu essen. Dieser verzichtete daraufhin so weit wie möglich auf Brot, Kartoffeln, Zucker und Bier, welche zuvor seine Hauptnahrungsmittel gewesen waren. Der Erfolg war überwältigend. Banting nahm mit seiner an tierischen Lebensmitteln reichen Diät innerhalb eines Jahres etwa 25 Kilogramm ab.

Von dem Ergebnis war er so begeistert, dass er im Jahr 1864 ein Buch (»Letters on Corpulence«) verfasste und auf eigene Kosten drucken ließ. Seine Veröffentlichung stieß in der damaligen Fachwelt jedoch auf starke Ablehnung. Die Diät funktionierte zwar, doch war das Buch von einem Laien geschrieben worden. Es wurde also, um dem Standesdünkel der Ärzteschaft Genüge zu tun, als falsch und unwissenschaftlich abgetan.

Die Nachfolgediäten – Cooley, Hollywood und Co.

Bantings eiweiß- und fettreiche Diät wurde immer wieder dem Zeitgeist angepasst und wurde mit der Zeit zu einer unterkalorischen Reduktionskost mit mageren Proteinträgern und eingeschränktem Kohlenhydrat- und Fettgehalt. Dieses Grundmuster war dann auch für die diversen Proteindiäten in der jüngeren Diätgeschichte typisch. Hierzu zählen Diätklassiker wie die Cooley-Kur mit einem Proteinanteil von über 50 Prozent der Kalorien bei nur 30 bis 35 Prozent Kohlenhydrate und 10 bis 15 Prozent Fett. Auch die Gayelord-Hauser-

Kur (Buchtitel: »Bleib jung, lebe länger«), die Anfang der 1950er Jahre die herrschende Diätmeinung darstellte, entsprach einer Nährstoffrelation von 50 Prozent Protein, 30 Prozent Kohlenhydraten und 20 Prozent Fett. Schon damals dominierten eiweißreiche Lebensmittel wie Fleisch, Fisch, Geflügel und Eier sowie Magerkäse zusammen mit einer Salat- oder Gemüsebeilage den Diätspeiseplan.

In den 1920er und 1930er Jahren entstand die Hollywood-Diät. Dem damaligen Schlankheitsideal und Lebensstil entsprechend verzichtete man auf die »unfeinen« Kohlenhydrate aus Kartoffeln und Getreide, die als Dickmacher galten. Der Trend ging zur »feinen« Kost, wie man sie aus Filmen kannte: Fisch, Fleisch, Geflügel und Hummer. Diese eiweißreichen Lebensmittel wurden als Schlankmacher gefeiert.

Der figurbewusste Esser von heute vermeidet pauschal jegliches Fett. Er schaltet damit oft auch die wichtigsten Omega-3-Fettsäurequellen aus, indem er nur mageren Fisch isst.

Auch die Mayo-Diät der berühmten Mayo-Klinik in Rochester im US-Bundesstaat Minnesota war eine Eiweißdiät mit einem Anteil von 50 Prozent Protein an der täglich erlaubten Energiezufuhr von 1000 bis 1500 Kilokalorien.

Ein weiteres bekanntes Beispiel für diese neueren proteinreichen, aber gleichzeitig kalorienreduzierten Schlankheitsdiäten ist die Scarsdale-Diät des amerikanischen Herzspezialisten Dr. Hermann Tarnover aus Scarsdale im US-Bundesstaat New York. Das Muster ist mittlerweile bekannt: ebenfalls zirka 50 Prozent Protein, maximal 35 Prozent Kohlenhydrate und 20 bis 25 Prozent Fett bei Beschränkung der Energiezufuhr im Bereich von 800 bis 1200 Kilokalorien pro Tag.

Schließlich gehören auch die von der so genannten Astronautenkost abgeleiteten Diätpulver, das heißt komplette Nährstoffgemische zum Anrühren in Trinkflüssigkeiten, zur Kategorie der Eiweißdiäten. Diese nach der Diätverordnung standardisierten »Ersatz«-Mahlzeiten garantieren ein hohes Maß an Bequemlichkeit (Convenience) und Sicherheit bei der Anwendung. Allerdings kommt es bei alleiniger Anwendung schnell zu Diätabbrüchen und ein Lerneffekt in Bezug auf das alltägliche Essverhalten bleibt aus.

Zu viel Eiweiß?

Das Diätprinzip mit der Hälfte der Kalorien aus Eiweiß entsprach jahrelang dem Standard. Proteinreiche Diäten ermöglichen relativ rasche Gewichtsverluste, die natürlich auch aus dem niedrigen Gesamtkaloriengehalt resultieren. Zum Teil wurden Bedenken hinsichtlich einer gesundheitsschädigenden Eiweißmast geäußert. Deshalb muss ausgerechnet werden, wie viel Gramm Protein mit einer solchen Reduktionsdiät aufgenommen werden. 50 Prozent Proteinanteil von 1000 Kilokalorien entsprechen 500 Eiweißkalorien. Geteilt durch vier (ein Gramm Protein entspricht vier Kilokalorien) ergeben sich daraus 125 Gramm Eiweiß pro Diättag. Für einen 80 Kilogramm schweren Mann wären dies knapp 1,6 Gramm Protein pro Kilogramm Körpergewicht – also etwa das Doppelte der gegenwärtigen Proteinzufuhrempfehlungen für Erwachsene.

↘ Die offizielle Proteinempfehlung

Nach den zurzeit gültigen Ernährungsempfehlungen ist »die obere Proteinzufuhr, bei der keine unerwünschten Wirkungen zu erwarten sind, für Erwachsene bei 2,0 g Protein pro kg Körpergewicht und Tag anzusetzen« (D-A-CH-Referenzwerte für die Nährstoffzufuhr 2000, S. 40). Das entspricht etwa 20 bis 25 Prozent der Energie. Aktuelle Studien und Erfahrungen aus der Diätberatung belegen, dass Proteine das subjektive Gefühl der Sättigung erhöhen und das Auftreten von Hungergefühlen verzögern. Bei einer Kalorieneinschränkung kann ein höherer Eiweißgehalt deshalb zu einer größeren Zufriedenheit und damit auch Bejahung und einem Erfolg der Diät beitragen.

Da Eiweiß nicht »rückstandsfrei verbrennt« und im Gegensatz zu Kohlenhydraten und Fetten harnpflichtige Stickstoffverbindungen übrig bleiben, muss entsprechend viel Wasser getrunken werden. Bei Diäten mit hohem Eiweißanteil muss also deutlich mehr Wasser getrunken werden, als bei normaler Ernährung. Am besten sollte ein Liter zusätzlich pro Tag aufgenommen werden. Doch kommen wir zurück zur Eiweißmenge. Mit unserer Durchschnittskost nehmen wir bereits 1,2 bis 1,4 Gramm Protein pro Kilogramm Körpergewicht auf, sodass die oben errechnete Eiweißzufuhr gar nicht so weit von den üblichen Verzehrgewohnheiten abweicht.

Außerdem sah das zur Zeit der Entwicklung der Diäten übliche Diätverständnis ohnehin nur eine zeitlich begrenzte Anwendung vor. Daraus ergibt sich statt der Kritik an der hohen Eiweißmenge viel eher der Kritikpunkt einer unzureichenden Ernährungsumstellung und eines ausbleibenden Langzeiterfolgs. Eine Diät sollte nämlich nicht nur vorübergehend durchgeführt werden, sondern im Anschluss daran langfristig in eine vernünftige Ernährungs- und Lebensweise übergehen.

Stefansson und die Eskimos

Jahrzehnte nach Dr. Harvey und seinem Patienten William Banting lenkte der Arzt und Anthropologe Vilhjalmur Stefansson (1879 – 1962) wieder die Aufmerksamkeit auf die Vorzüge einer nahezu rein tierischen Nahrung, indem er die ursprüngliche natürliche fett- und eiweißreiche Ernährung der Eskimos in Grönland untersuchte. Diese bestand vorwiegend aus Robben- und Walfleisch (etwa 300 Gramm pro Tag) sowie zu einem geringeren Teil (etwa 100 Gramm pro Tag) aus Fisch. Hinzu kamen einige Beeren und etwas Moos.

Bevor die Zivilisation auch die Eskimos erreichte, ernährten sich diese überwiegend von Fleisch und Fisch sowie einigen Wildfrüchten, Übergewicht kannten sie nicht.

Er erkannte als Erster, dass es nicht die genetische Veranlagung der Eskimos war, die sie vor den bekannten Zivilisationskrankheiten schützte, sondern ihre urtümliche – ihnen »artgerechte« – Ernährung. Stefansson zog daraus den Schluss, dass der Mensch in seinen Entwicklungsstufen bis zum Ende der Eiszeit wie ein Eskimo hauptsächlich von tierischer Nahrung gelebt hatte. Im Rahmen seiner Forschungen fiel Stefansson besonders auf, dass es unter den Eskimos bei ihren natürlichen Essgewohnheiten nicht zu Fettleibigkeit kam, obwohl sie sich keinerlei Beschränkungen beim Essen auferlegten, das zudem ja sehr fettreich war. Der Eskimo aß so lange, bis er satt war.

Auch in einem kontrollierten Selbstversuch fand der Ernährungsforscher heraus, dass ihn die tierische Nahrung anstelle der üblichen Mischkost vor Übergewicht und verschiedenen Beschwerden schützte. Seine Erkenntnisse veröffentlichte Stefansson in mehreren Büchern mit so aufschlussreichen Titeln wie: »The Friendly Arctic Diet«, »Not by Bread Alone« und »The Fat of the Land«.

Darf es etwas mehr Fett sein?

Aus extrem kohlenhydratarmen Diäten resultieren zwangsläufig verhältnismäßig fett- und eiweißreiche Kostformen. Immer wieder wird als Begründung für deren Vorteil die Nahrungsgrundlage unserer Vorfahren angeführt. Ein sich während der Eiszeiten herauskristallisierender Stoffwechseltyp, der an Eiweiß und Fett, nicht aber an ein Übermaß an Nahrungskohlenhydraten angepasst ist, muss mit Zivilisationsschäden und Zivilisationskrankheiten rechnen, wenn sich seine Ernährung einschneidend ändert, unvermeidbar wie Störungen in einem Dieselmotor, den man mit Benzin betreiben wollte.

Die Lutz-Diät

Der anfangs bereits zitierte österreichische Arzt Dr. Wolfgang Lutz entwickelte ähnliche Vorstellungen wie Stefansson. Darüber hinaus wurde er vom amerikanischen Chirurgen G. L. Thorpe inspiriert, der seine eigene Fettleibigkeit erfolgreich durch konsequenten Verzicht auf Kohlenhydrate und reichlichen Genuss von Fett behandelte.

Wolfgang Lutz schreibt: »Wenn man übermäßige Fettsucht, so dachte ich, durch eine Diät, welche genau derjenigen der Eiszeitjäger in den Höhlen von Südfrankreich und Nordspanien entspricht, beseitigen kann, dann müssten auch andere Zivilisationskrankheiten durch Abkehr von der urtümlichen Ernährungsweise bedingt sein. Es kann ja nicht eine Diät für Fettleibige, eine andere für Arteriosklerotiker und Patienten mit hohem Blutdruck, eine dritte gegen Krebs und eine vierte gegen Magen-Darm-Krankheiten geben. Eine Ernährung entspricht entweder den Voraussetzungen, unter denen der Mensch sich entwickelt hat, für die also sein Stoffwechsel eingerichtet ist, dann muss sie gegen alle ernährungsbedingten Krankheiten wirksam sein, oder sie ist falsch. Seither suchte ich nach Beweisen dafür, dass wir ohne Kohlenhydrate gesünder wären«. (1998, S. 11)

Leben ohne Brot

Das Hauptkredo von Dr. Lutz lautet »Leben ohne Brot«, und treffender kann das Prinzip der kohlenhydratarmen Ernährung nicht beschrieben werden. Brot und Getreideprodukte sind schließlich die Symbollebensmittel für Nahrungskohlenhydrate. Damit wird quasi auch der bekannten Lebensmittelpyramide, dem zurzeit viel diskutierten Modell einer ausgewogenen Ernährung, praktisch der Boden unter den Füßen weggerissen. Immerhin sind Getreideprodukte (und Kartoffeln) das solide Fundament einer herkömmlichen kohlenhydratbetonten Ernährung.

Der Diätplan bzw. das Ernährungsprinzip von »Leben ohne Brot« nach Dr. Lutz sieht eine empfohlene Kohlenhydratmenge von etwa 72 Gramm pro Tag bei freier Wahl von Protein und Fett vor. Folgende Aufstellung zeigt, was und wie Sie nach Dr. Lutz essen dürfen.

Kohlenhydratarme Diät nach Dr. Lutz	
Grundsatz: Beschränkung von Zucker und Stärke	
Erlaubt	Fisch, Fleisch jeder Art (auch in Form von Konserven, geräuchert, als Wurst, Aufschnitt, Leberkäse), Eier, Quark, Sahne, Sauermilchprodukte (Joghurt), Buttermilch, jegliche Art tierischer und pflanzlicher Fette und Öle, Salate und Gemüse aus Blatt und Stängel (Spargel, Blumenkohl, Rosenkohl, Kopfsalat, Kraut, Kohl), Gurken und Tomaten in vernünftiger Menge sowie möglichst ungesüßte Getränke
Beschränkt erlaubt	alle kohlenhydrat-(stärke- und zucker)haltigen Nahrungsmittel, sofern sie die erlaubte Menge von sechs Einheiten (entspricht 72 g) pro Tag nicht überschreiten
Beispiel eines kohlenhydratarmen Speiseplans nach Dr. Lutz	
Frühstück	1 Tasse Kaffee oder Tee ohne Zucker, 2 weiche Eier, 1/2 Brötchen oder 25 g Brot
Vormittags	Käse
Mittags	Fleisch oder Fisch mit Gemüse, grünem Salat, Spinat, Spargel etc., 120 g Kartoffeln oder 30 g Reis/Nudeln (beides trocken gewogen)
Nachmittags	eine kleine Mehlspeise bzw. Torte aus höchstens 15 g Mehl und 12 g Zucker oder 250 g Obst; Kaffee oder Tee ohne Zucker
Abends	Aufschnitt, Käseplatte, Eier, kalter Braten etc., mit 50 g Schwarzbrot oder 1 Brötchen, 1/4 l Wein oder Bier

(modifiziert nach Lutz, 1998, S. 245)

Dr. Lutz ist zweifellos Pionier der kohlenhydratarmen Ernährung im deutschsprachigen Raum. Immerhin ist sein Werk bisher in der 14. Auflage erschienen und stellt eine Fundgrube für die Zusammenhänge von »artgerechter« Ernährung und Gesundheit bzw. ungeeigneter Ernährung und Zivilisationskrankheiten dar.

Die Atkins-Diät – ketogen statt kohlenhydratarm

Dreh- und Angelpunkt der Befürworter kohlenhydratarmer Diäten ist der Einfluss der Ernährung auf den Insulinhaushalt. Das Motto könnte lauten: »Hauptsache so essen, dass die Insulinausschüttung niedrig gehalten wird«. Die Sintflut von Zucker und isolierter Stärke, so der Begründer der bekanntesten Anti-Kohlenhydrat-Diät Dr. Robert Atkins, treibt dagegen die Bauchspeicheldrüse zu einer chronisch verstärkten Insulinausschüttung an. Und diese »Insulinmast« macht dick, ist die stark vereinfachte Erklärung der Gegner einer allzu großzügigen Kohlenhydratfreigabe.

↘ Die Arbeit des Hormons Insulin

Physiologische Aufgabe des Speicherhormons Insulin ist es, die Zellen quasi für den Zuckereintritt aus dem Blutkreislauf aufzuschließen. Wenn der Blutzuckerspiegel nach stärke- und zuckerreichen Mahlzeiten steigt, wird Insulin ausgeschüttet. Ein (ständig) erhöhtes Insulinniveau steht jedoch der Fettmobilisierung entgegen, das heißt, die Fettsäurefreisetzung aus dem Fettgewebe wird gehemmt. Das ist natürlich für jede Diät kontraproduktiv, denn einen echten Erfolg sieht man ja nur dann, wenn Fett zwecks Energiegewinnung abgebaut und verbrannt wird.

Wer dagegen die Nahrungskohlenhydrate rationiert, wird auch sein Insulinniveau senken. Dieser Effekt soll am deutlichsten sein, wenn die Kohlenhydrataufnahme auf ein extrem niedriges Niveau fällt. Folglich unterscheidet sich die Atkins-Diät von anderen kohlenhydratarmen Diäten (z. B. Dr. Lutz mit 72 Gramm Kohlenhydraten pro Tag) insofern, als die insulinstimulierende Kohlenhydratzufuhr zumindest anfangs noch weiter gedrosselt wird.

Was heißt eigentlich ketogenes Niveau?

Bei den meisten Menschen setzt bei Einhalten der 20-Gramm-Kohlenhydratgrenze die so genannte Ketogenese ein. Bei kohlenhydratarmen Diäten sind die körpereigenen Kohlenhydratspeicher schnell erschöpft und der Körper wendet sich dann für die Energiegewinnung den Fetten zu, dem wahren Ziel jedes Abnahmeprogramms. Nachdem Sie Ihre Kohlenhydrataufnahme auf ein Niveau gesenkt haben, bei dem diese Brennstoffe Ihren Energiebedarf nicht mehr decken können, muss Ihr Körper eingelagertes Fett verbrennen. Der

Energiegewinnungsprozess des Körpers läuft jetzt verstärkt über die so genannte Lipolyse (= Fettfreisetzung) ab. Doch der Umwandlungsprozess von Fett in Energie ist bei unzureichender Kohlenhydratzufuhr gewissermaßen kurzgeschaltet. Das Ergebnis des unvollständigen Fettabbaus sind Ketonkörper. Wir wissen, dass das Gehirn nach kurzer Anpassungszeit einen Teil seines Energiebedarfs mit diesen Ketonkörpern bestreiten kann. Für den größten Teil davon hat der Körper aber keine Verwendung und muss ihn mittels vermehrter Wasserausscheidung über die Nieren loswerden. Das erklärt auch den anfänglich raschen Gewichtsverlust. Das Vorkommen der Ketonkörper im Harn kann mittels Teststreifen – so genannter Azetonnachweis – nachgewiesen werden. Dies ist nach Dr. Atkins der Beweis dafür, dass der Stoffwechsel einen völlig neuen Weg eingeschlagen hat und der Körper von einer »kohlenhydratverbrennenden zu einer fettverbrennenden Maschine« geworden ist.

Abnehmen, ohne zu hungern

Die zu Beginn zu durchlaufende streng kohlenhydratarme Einstiegsphase wird häufig als dauerhafte Ernährungsweise missverstanden.

Das Einstiegsniveau der extrem kohlenhydratarmen Anfangsdiätphase nach Dr. Atkins sind nur 20 Gramm Nahrungskohlenhydrate pro Tag. Damit sind neben den tierischen eiweiß- und fetthaltigen Lebensmitteln aus den Gruppen Fleisch, Fisch, Meeresfrüchte, Ei und Käse zusätzlich praktisch nur Salate, Gemüse, Pilze und Küchenkräuter erlaubt – allerdings nur bis zum 20-Gramm-Kohlenhydratlimit. Hinzu kommen alle Pflanzenöle und Butter. Während der 14-Tage-Einstiegsphase sollten Sie laut Dr. Atkins auf Brot, alle Getreideprodukte, Obst, stärkehaltige Gemüse und Kartoffeln, alle Zucker sowie andere Milchprodukte, also Käse, Sahne oder Butter, ganz verzichten.

Am schwierigsten dürfte der Brotverzicht beim Frühstück sein. Stattdessen gibt es ein Omelett mit Schinken und Kräutern oder Pilzen, Rührei mit Speck oder Räucherlachs ist ebenfalls empfehlenswert. Mittags dürfen Sie einen Chefsalat mit Schinken, Geflügelfleisch, Käse und gekochtem Ei genießen. Kross gebratene Speckstückchen oder Shrimps sind weitere richtige Zutaten im Salat, nicht aber Brotcroûtons. Es versteht sich von selbst, dass Sie zum Salat kein Brot oder Brötchen essen dürfen. Für die meisten Berufstätigen ist das Abendessen zur eigentlichen Hauptmahlzeit des Tages geworden. Nach Dr. Atkins gibt es dann gegrillte Lammkoteletts, pochierten Lachs oder eine Meeresfrüchteplatte sowie Salat oder gedünstetes Gemüse. So wird der Organismus mit Low carb auf Abnehmen programmiert.

Das persönliche Kohlenhydratniveau

Nach der strengen Einstiegsweise wird die Kohlenhydrataufnahme langsam gesteigert, sodass ein weiteres – allerdings langsameres Abnehmen – möglich ist und sich schließlich je nach persönlicher Situation ein zufrieden stellendes Kohlenhydratniveau von 40 bis 100 Gramm »gesunder« (GLYX-niedriger) Kohlenhydrate einstellt, man fühlt sich fit und nimmt nicht wieder zu. Essen Sie zunächst vor allem mehr Gemüse und wasserreiche Früchte. Um ein Gefühl für die angemessene schrittweise Steigerung des Kohlenhydratverzehrs zu bekommen, gibt Atkins Beispiele für jeweils 5 Gramm Kohlenhydrat-Portionen:

Die Kohlenhydrat-Austauschtabelle

Diese Portionen enthalten maximal 5 Gramm Kohlenhydrate:

Gemüse
- 180 g gekochter Spinat
- 98 g rote Paprika
- 1 mittelgroße Tomate
- 150 g gekochter Brokkoli
- 180 g mittelgroße Spargel
- 180 g gekochter Blumenkohl
- 1/2 mittelgroße Avocado

Obst
- 28 g Blaubeeren
- 80 g Johannisbeeren
- 100 g Erdbeeren
- 35 g Honigmelone

Milchprodukte
- 142 g Hartkäse
- 142 g Mozzarella
- 158 g Ricotta oder Hüttenkäse

Nüsse und Samen
- Macadamia (10–12 Stück)
- Walnüsse (ca. 14 Hälften)
- Mandeln (ca. 14 Stück)
- Haselnüsse (ca. 14 Stück)
- Pekannüsse (ca. 14 Hälften)
- Sonnenblumenkerne (ca. 3 Teelöffel)
- Kürbiskerne (ca. 3 Teelöffel)

Der Wechsel von High carb zu Low carb

Kaum ein Diätkonzept in den letzten Jahrzehnten hat so viel Widerstand erfahren wie das der ketogenen Atkins-Diät. Sie wurde geradezu zum Feindbild der dem Zeitgeist entsprechenden High-carb-Kohlenhydratwelle. Nach fast 30-jähriger Ablehnung wurde Dr. Atkins jedoch rehabilitiert. Das renommierte

»The New York Times Magazine« brachte am 7. Juli 2002 die Titelgeschichte: »What if It's All Been a Big Fat Lie?«, die unter anderem dem Diätkonzept von Dr. Atkins Recht gab. Statt Low fat ist jetzt Low carb angesagt. Und Millionen von Amerikanern machen die Trendwende zum Low-carb-Boom mit. Für die »Financial Times« war es der schnellste Richtungswechsel im amerikanischen Essverhalten seit Jahrzehnten. Doch dazu später mehr (vgl. Seite 39 ff.).

Sättigung bewahrt vor Schlemmerorgien

Psychologisch gesehen handelt es sich bei der Atkins-Diät und anderen Low-carb-Diäten um attraktive Konzepte. Im Gegensatz zu vielen anderen Diäten werden Fette und Proteine freigegeben. Aber die Befürchtung einer überkalorischen Ernährung mit Schlachtplatten, riesigen Steaks, pfundweise Eiern, dreifachen Omeletts, Bratwürsten, Aal und reichlich Butter trifft so nicht zu und bleibt wohl eher die Ausnahme zu Beginn der Ernährungsumstellung. Den Diätteilnehmern wird jedoch sehr wohl geraten, sich an den erlaubten Lebensmitteln satt zu essen. Langfristig wird aber eher weniger gegessen. Das liegt an den guten Sättigungseigenschaften von Protein und der Vermeidung der Hunger auslösenden Blutzucker- und Insulinschwankungen. Außerdem sorgen die für die Atkins-Diät und vergleichbare Diäten typischen Ketone ähnlich wie beim Fasten dafür, dass der Hunger unterdrückt wird.

Probieren geht über Studieren

Dr. Atkins empfiehlt eine 14-tägige Einstiegsvariante, um herauszufinden, wie die strengste Form der Kohlenhydratbeschränkung wirkt. In jedem Fall ratsam sind im Vorfeld und Anschluss ärztliche Checks. Dadurch können Erfolge dokumentiert und die Sicherheit bei der Anwendung erhöht werden. Wir raten Kindern und Jugendlichen, Schwangeren und Stillenden und Menschen mit Nieren- oder schweren Stoffwechselerkrankungen von einer selbst verordneten Atkins-Diät oder anderen strengen Low-carb-Diäten ab. Zahlreiche Erfahrungen von Anwendern der Low carb-Diäten oder der anabolen Diät im Bodybuilding (siehe Seite 32) zeigen, dass die Kohlenhydratzufuhr langfristig eher bei 120 Gramm bzw. für Sportler zwischen 100 und 200 Gramm pro Tag liegt. Dieser Bereich ist auf Dauer besser einzuhalten als das streng begrenzte Kohlenhydratniveau – und bestätigt einmal mehr die Bedeutung von Slow carb!

Low carb auch für Sportler? – Die Zonendiät

Während Ausdauersportler im Allgemeinen eine kohlenhydratreiche Ernährung bevorzugen, ernährten sich bereits viele Spitzenbodybuilder (u.a. auch Arnold Schwarzenegger) der 1960er und -70er Jahre im Rahmen der Vorbereitung auf einen Wettkampf kohlenhydratarm. Diese Kohlenhydrateinschränkung, mit dem Ziel einer verbesserten Definition, gewinnt heute wieder an Bedeutung, vor allem unter der Berücksichtigung unterschiedlicher Körperbau- und Stoffwechseltypologien sowie differierender Trainingsgestaltung. Während in den 1980er und -90er Jahren Kohlenhydrate als das »Nonplusultra« in der Sportlerernährung gepriesen wurden, machte einige Jahre nach der kohlenhydratreichen sehr populären Haas-Diät (»Eat to win«) die kohlenhydrateingeschränkte und proteinreiche »Zonendiät« (erstmals 1995 publiziert) von sich reden. Im Gegensatz zur allgemein empfohlenen anteiligen Energiebereitstellung von 55 bis 60 Prozent Kohlenhydrate, 25 bis 30 Prozent Fett und 10 bis 15 Prozent Protein schlägt der Amerikaner Barry Sears in seinem Buch »Enter The Zone« eine andere Nährstoffrelation vor, die auch für Leistungssportler Vorteile bieten soll. Populärwissenschaftlich wird dieses Konzept gemäß dem amerikanischen Buchtitel »Zonendiät« oder auch »40-30-30-Diät« genannt, womit 40 Prozent Kohlenhydrate und jeweils 30 Prozent Proteine und Fette gemeint sind. Durch die reduzierte Kohlenhydratzufuhr mit gleichzeitig niedrigem glykämischen Index will Sears die Insulinsekretion vermindern, um damit die Speicherung von Körperfett zu verringern und die Fettmobilisierung zu verbessern. Eine wichtige Zielgruppe seines Buches sind Sportler, insbesondere Hochleistungssportler.

Was Insulin leider auch bewirkt ...

Sears führt Leistungs- und Gesundheitsbewussten ebenso wie bereits Übergewichtigen die »Nebenwirkungen« des zentralen Stoffwechselhormons Insulin infolge kohlenhydratreicher Ernährung mit hohem glykämischen Index vor Augen:

- Förderung der Aufnahme von freien Fettsäuren
- Stimulierung der Fettbildung
- reduzierte Fettverwertung bzw. Hemmung des Fettabbaus
- ständiges Hungergefühl durch fortgesetzte Hyperinsulinämie
- verminderte mentale Aufmerksamkeit

Anstelle der negativen Effekte einer kohlenhydratreichen Diät sollen dagegen nach Sears durch die Reduktion der Kohlenhydrate eine Reihe positiver Stoffwechseleffekte erzielt werden:

- verbesserte Fettsäuremobilisierung
- verbesserte Fettutilisation während und nach dem Training
- gesteigerte Muskelausdauer durch Glykogenspareffekt
- gesteigerter Sauerstofftransport in die Muskelzellen
- reduzierte Muskelermüdung
- gesteigerte mentale Wachsamkeit und verringertes Hungergefühl durch stabilen Blutzuckerspiegel

Viele Hypothesen verbleiben bei diesem Diätkonzept allerdings im Bereich der Spekulation. Sehr nachteilig ist auch die mangelnde Alltagstauglichkeit – es ist vor allem schwierig, die Nährstoffrelation korrekt einzuhalten. In den Vereinigten Staaten werden deshalb spezielle Produkte (u.a. Riegel) zur Realisierung dieser »Diät« angeboten.

Die anabole Diät

Die anabole Diät wird auch metabole Diät genannt. Beide Namen weisen darauf hin, dass sich vor allem Bodybuilder und Leistungssportler danach ernähren.

Noch einen Schritt weiter als Sears gehen die Befürworter der anabolen oder metabolen Diät. Bei dieser Kostform werden von Montag bis Freitag fast ausschließlich Eiweiß und Fett verzehrt. Die Kohlenhydratzufuhr liegt wie in der Einstiegsphase der Atkins-Diät unter 20 Gramm am Tag. Nur am Wochenende werden vermehrt Kohlenhydrate gegessen, um die Muskulatur »aufzuladen«. Die starke Kohlenhydratrestriktion vermindert die Insulinausschüttung und fördert den Fettabbau. Die anabole Diät ist nicht zur Leistungssteigerung im Ausdauersport geeignet. Für Bodybuilder bringt sie aber Vorteile bei der Reduktion des Körperfettanteils und der Erhöhung der Muskelmasse. Dies wird durch aktuelle Studien bestätigt. Reichliches Trinken ist bei dieser Diät auf jeden Fall Pflicht, um die vermehrt anfallenden Fettabbauprodukte über die Nieren auszuscheiden.

Low carb heißt nicht no carb – abnehmen mit dem GLYX

Den strengen kohlenhydrateingeschränkten Diätkonzepten folgen in Europa und Amerika Ernährungsstrategien, die die Kohlenhydratzufuhr nicht grundsätzlich minimieren, sondern vielmehr ihre unterschiedliche Blutzuckerwirksamkeit (glykämischer Index) berücksichtigen.

Sowohl der französische Diätautor Michel Montignac als auch seine amerikanischen Nachfolger (mit dem so genannten Zuckerknackerkonzept) orientieren sich bei ihren Ernährungsvorschlägen am glykämischen Index (GLYX). Die Klassifizierung der Nahrungskohlenhydrate erfolgt aufgrund ihrer glykämischen Effekte, die im direkten Zusammenhang mit der Insulinausschüttung stehen. Oberstes Ziel ist die Vermeidung einer hyperglykämischen Ernährung, die zu viel Zucker, Weißmehl und konzentrierte Stärkeprodukte einschließlich Kartoffeln enthält. Damit soll eine zu starke Stimulierung der Insulinausschüttung vermieden werden.

Die South-Beach-Diät

Das jüngste Konzept ist die so genannte South-Beach-Diät. In einer ersten Phase ist sie streng kohlenhydratreduziert und umfasst die bekannte Kombination: proteinreiche Lebensmittel plus Gemüse. Dadurch soll der ungesunde Heißhunger auf Kohlenhydrate mit hohem glykämischen Index verschwinden. Allmählich werden die Zügel dann lockerer gelassen und auf eine alltagstaugliche Dauerkost mit höherem Kohlenhydratanteil – jedoch stets unter Beachtung der Blutzuckerwirksamkeit – hingearbeitet.

Da diese neue Stufendiät von einem Kardiologen, Dr. Arthur Agatston, entwickelt wurde, kommt auch der Fettqualität in den Diätrezepten eine große Bedeutung zu. Man sollte daher vor allem zu ungesättigten Fettsäuren greifen und Olivenöl, Nüsse und fetthaltige Meeresfische bevorzugen. Statt die Kohlenhydrate zu verbieten bzw. allzu streng zu rationieren, wird mehr Wert auf deren Qualität gelegt, sodass eine vernünftige Dauerernährung dabei herauskommt, die man beibehalten kann.

Agatston behandelte Patienten mit seiner Diät und konnte sehr positive Beobachtungen machen. Während sich die Blutfettwerte verbesserten, kam es bei übergewichtigen Patienten zu einem erfreulichen Nebeneffekt: Sie verloren gleichzeitig deutlich an Gewicht. Das von Agatston verfasste Buch wurde durch Mund-zu-Mund-Propaganda schnell zum Bestseller.

Ähnlich wie das durch die Low-carb-Welle wiedererwachte Interesse an Dr. Atkins und seinem Diätprogramm trug auch die South-Beach-Diät von Dr. Agatston dazu bei, dass sich die Ernährungsgewohnheiten vieler Amerikaner änderten – mit nicht unerheblichen Auswirkungen auf die Lebensmittelindustrie, das Lebensmittelhandwerk und die Gastronomie.

Amerika im Low-carb-Fieber

Durch die South-Beach-Diät sind die Amerikaner von einem Low-carb-Diätrausch erfasst worden (und haben damit nun auch die Europäer angesteckt). Das Interesse an der Diätthematik ist größer denn je. Zeitweise waren in den USA drei Diätbücher unter den Top 5 auf der Bestsellerliste. Umfragen zufolge haben sich bereits 50 Millionen Amerikaner, das heißt jeder Sechste, an einer Low-carb-Diät versucht.

Low carb und die Lebensmittelindustrie

Es besteht kein Zweifel, dass der Appetit des Verbrauchers auf Low-carb-Food riesig ist. Entsprechend reagieren die Hersteller von Lebensmitteln, Süßwaren und Getränken sowie die Fast-Food-Ketten. Low-carb-Papst Dr. Atkins – als der Diätautor schlechthin – vermarktet schon seit Jahren mit größtem Erfolg auch seine Diätprodukte unter eigenem Label. Der Boom kohlenhydratarmer Nahrungsmittel hält in den USA ungebrochen an. Nachdem so genannte Nischenanbieter den Markt eröffnet haben, steigen jetzt auch die großen Konzerne ein. Kohlenhydraten wird der Krieg erklärt. Die Branchenzeitschrift »Low Carbiz« schätzt, dass der Markt für kohlenhydratarme Produkte im Jahr 2003 15 Milliarden Dollar ausmachte und 2004 auf 30 Milliarden Dollar anwachsen wird. Ja, es gab sogar schon einen Low-carb-Gipfel der Lebensmittelkonzerne und Handelsketten.

↘ Was ist eigentlich Low carb?

Schwachpunkt aller Low-carb-Produkte ist, dass es noch keine eindeutige Definition gibt, wann ein Produkt »low carb« ist. Und welche Kohlenhydratmengen dürfen überhaupt als »low carb« bezeichnet werden? Hierzu werden seit einiger Zeit gesetzliche Regelungen gefordert.

Die Low-carb-Welle setzt die Bäcker und Fast-Food-Riesen unter Druck. Sogar der eigentlich immer als »gesund« angesehene Orangensaft kommt schlecht weg. Unterdessen gibt es kaum eine Lebensmittelsparte, die nicht ins Low-carb-Geschäft eingestiegen ist. Das erste Low-carb-Bier ist da. Es gibt Low-carb-Nudeln und -Pizza, Low-carb-Süßigkeiten bis zu Low-carb-Snacks und -Fertiggerichten, ja sogar komplett neue Lebensmittelmarken – eine davon hat

den sinnigen Namen »Adios Carbs«. Auch in Restaurants lassen sich Low carb-Speisen und eine Low-carb-Cola dazubestellen.
Zu den Gewinnern der schon so bezeichneten Low-carb-Revolution zählen die Fleischproduzenten und Steakhäuser. Letztere bieten ihr Steak mit Salat, aber ohne Brot und Folienkartoffel an – »Wespentaille dank Rinderhüften« (so machte man sich früher über die Atkins-Diät lustig).
Da Hühnereier praktisch kohlenhydratfrei sind, wurde ihnen im Rahmen der Low-carb-Begeisterung ein Freibrief erteilt. Geradezu atemberaubend schossen daraufhin die Aktien der Hühnerfarmen und Legebatterien in die Höhe.

Eine neue Ernährungsbewegung

Die Low-carb-Welle, die in den USA für enorme Impulse sorgt, ist auch nach Großbritannien geschwappt und wird wohl auch schon bald in anderen europäischen Ländern ihre Anhänger finden. Natürlich geschieht das Ganze nicht ohne Gegenwind, der sowohl durch kommerzielle Interessen als auch wissenschaftliche Bedenken aufkommt. Hierzulande setzt man auf gesundheitsbewusste Lebensweise und Mäßigung beim Fettverzehr. Statt die eine oder andere Seite der Energiebilanz isoliert anzugehen, geht es um ein gesundes Gleichgewicht zwischen Energieaufnahme durch Essen und Energieverbrauch durch körperliche Aktivität. Darauf zielt auch die Regierungserklärung von Bundesministerin für Verbraucherschutz, Ernährung und Landwirtschaft, Renate Künast, vor dem Deutschen Bundestag am 17. Juni 2004 ab, die eine neue Ernährungsbewegung für Deutschland fordert. Vor allem für die zunehmend übergewichtige junge Generation gilt es, wieder die richtige Balance zu finden. Die Maßnahmen dafür entsprechen einer globalen Strategie zur Ernährung, körperlichen Aktivität und Gesundheit, die im Mai 2004 in Form eines Aktionsplans von den Mitgliedstaaten der WHO verabschiedet wurde.

Slow carb – das Diätprinzip

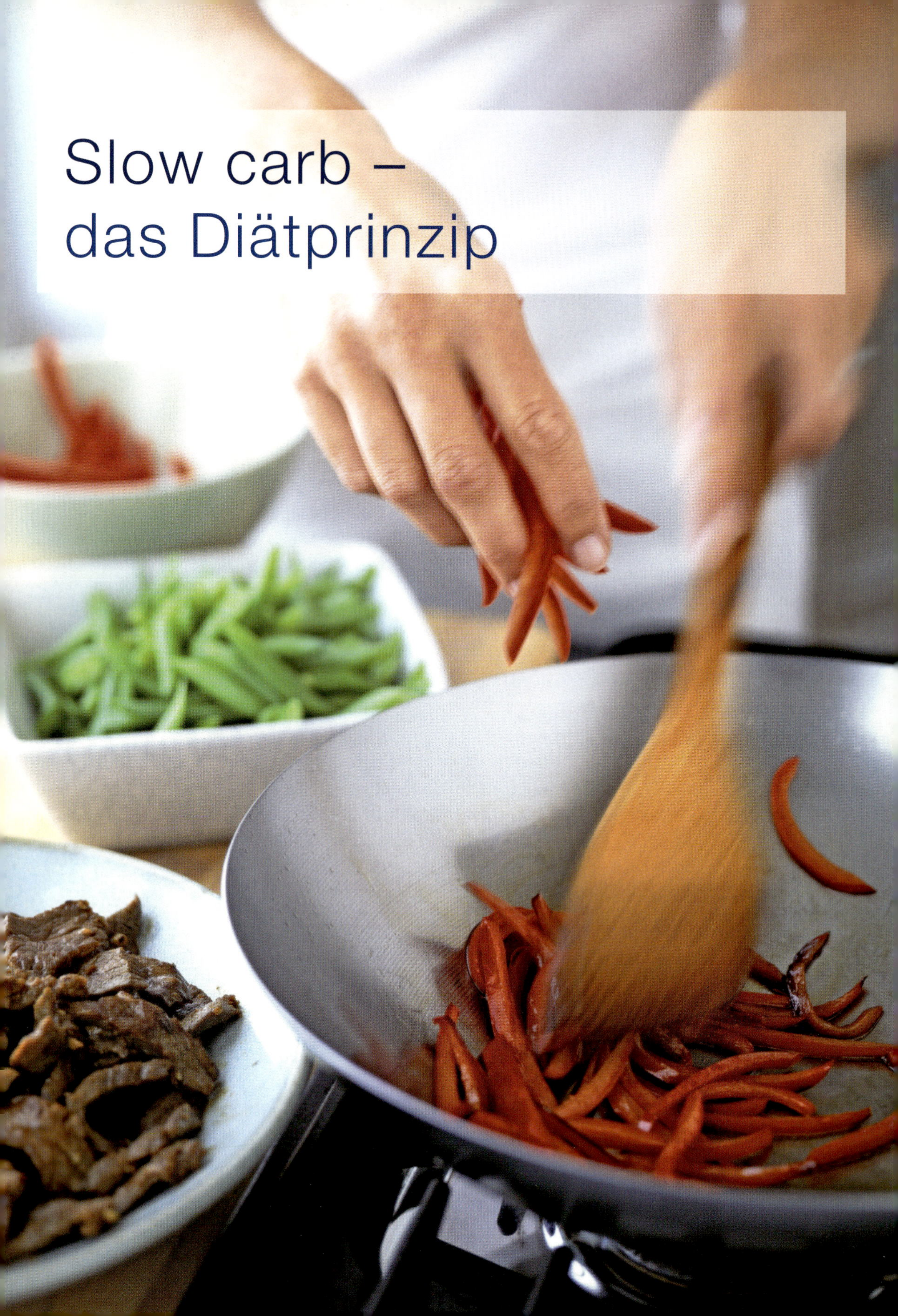

VON LOW CARB ZU SLOW CARB

Es sprechen viele gute Gründe dafür, sich an der Geschichte und der Stoffwechsellogik der Low-carb-Diäten zu orientieren. Doch im Zuge der wachsenden Popularität tauchen so viele Varianten auf, dass man sich fragen muss: Auf welchem Weg führt Low carb zum Erfolg?

Schlankbleiben ist schwieriger als Abnehmen

Die strikte Einhaltung von Low carb ist am ehesten für die Anfangsphase einer Diät gedacht. Der zunächst rasche Gewichtsverlust, die gute Sättigung und der stoffwechselaktivierende Effekt von mehr Protein (vgl. Seite 40 f.) und deutlich weniger Kohlenhydraten auf dem Speiseplan motivieren zum Weitermachen. Außerdem bekommen Sie so Abstand von Ihren herkömmlichen Ernährungsgewohnheiten und den allgegenwärtigen Stärke-Zucker-Fett-Dickmachern in unserer Alltagskost.

Low Carb nicht für immer

Der langfristige, allzu strenge Verzicht auf Kohlenhydrate ist aber weder stoffwechselphysiologisch und gesundheitlich sinnvoll noch aus verhaltenswissenschaftlicher Sicht durchführbar. So kommt es früher oder später zum Abbruch der Diät. Aber auch mittelfristig besteht aufgrund des eingeschränkten Nahrungsspektrums eine erhöhte Abbruchrate bei der stärksten Form der Kohlenhydrateinschränkung.

Studien haben gezeigt, dass Teilnehmer bei Diäten mit dauerhafter und extremer Kohlenhydrateinschränkung häufig aufgeben.

↘ Die Kunst des Diät-Haltens

Wissenschaftliche Untersuchungen haben jetzt den Hauptgrund dafür aufgedeckt, warum Diäten nicht funktionieren: Es ist die hohe Abbruchrate durch zu rigide und einseitige Ernährungsvorschriften. 54 Prozent der Befragten gaben an, sie hätten aus diesen Gründen Schwierigkeiten, eine Diät überhaupt durchzuhalten. Auch im Fall der Low-carb-Diäten dürfte der Verzicht auf gewohnte und beliebte Stärketräger wie Brot und Kartoffeln es den meisten schwer machen, das Diätprinzip einzuhalten. Durch die hohen Aussteigerraten wird auch die Aussagekraft von Studien zum (Langzeit-)Erfolg der Low-carb-Diäten stark beeinträchtigt. Die Nachhaltigkeit einer Diät ist aber ausschlaggebend.

Es ist daher ratsam, die deutlichste Einschränkung der Kohlenhydrate nur für einen begrenzten Zeitraum von ein bis zwei Wochen vorzunehmen. Wenn Sie dann durch diese proteinreiche Startphase die richtigen Weichen für eine erfolgreiche Gewichtsreduktion gestellt haben, müssen Sie im Anschluss einen langfristig einhaltbaren Weg finden, der dauerhaften Erfolg sichert. Dies betrifft die persönlich richtige Kohlenhydratmenge und die für Sie vorteilhafte Kohlenhydratqualität. Das Motto dafür heißt: von Low carb zu Slow carb.

Dauerhaft schlank durch Slow carb

Wie lassen sich Alltagstauglichkeit und Durchhaltevermögen bei einer Gewichtsreduktion gewährleisten bzw. sogar verbessern? Low carb heißt nicht no carb. Die Steinzeitdiät, also unsere Urnahrung, war zwar kohlenhydratarm, aber nicht kohlenhydratfrei (vgl. Seite 16 ff.). Damit auf Dauer weder die Psyche noch die Gesundheit auf der Strecke bleibt, müssen Sie die Kohlenhydrate allmählich etwas aufstocken und von Low carb zu Slow carb wechseln. Wichtig dabei ist eine Kohlenhydratqualität, die der ursprünglichen Ernährungsgrundlage der Menschheit entspricht, das heißt Blattgemüse, Wurzeln, Knollen, Stiele, Fruchtgemüse, Beeren, Kerne, Samen, Saaten und Körner. Nicht vereinbar damit ist die insulinstimulierende Flut von verfeinerten, hochverarbeiteten und konzentrierten Stärke- und Zuckerprodukten, die bei geringem Nahrungsvolumen eine hohe Energiedichte haben. Das Proteinniveau bleibt dagegen, ebenfalls der menschlichen Urnahrung entsprechend, auf Dauer erhöht.

Abnehmen mit Slow carb – so funktioniert's

Mit Ausnahme von Leistungssportlern im Wettkampf ist sowohl für geistig-nervlich Geforderte als auch für das Gros der leicht körperlich arbeitenden Berufstätigen das Slow-carb-Prinzip die richtige Dauerernährung. Wer seinen Gewichtsverlust durch Low carb etwas forcierter eingeleitet hat, kann die Abnahmerate auf einem etwas geringeren Niveau fortsetzen und schließlich auf Dauer schlank bleiben ohne Verlust an Leistungsfähigkeit und Lebensfreude.

Aus verhaltenswissenschaftlicher Sicht wissen wir, dass das Halten des erwünschten Gewichts das eigentliche Erfolgskriterium für eine Diät ist.

Auf die Kohlenhydrate achten

Slow carb steht für Nahrungskohlenhydrate mit einem niedrigen und langfristig auch für einen gewissen Anteil von Lebensmitteln mit mittlerem glykämischen Index – kurz GLYX genannt. In der Diätpraxis zählt neben der Beachtung der Blutzuckerwirksamkeit, deren Ausmaß ja vom glykämischen Index abhängt, nach wie vor die Menge der verzehrten Kohlenhydrate. Schließlich ergibt sich das gesamte Ausmaß des Blutzuckeranstiegs nach dem Essen sowohl aus der Art als auch der Menge der verzehrten Kohlenhydrate. Um die Quantität in den Griff zu bekommen, wird während der drei Diätphasen (Einstieg, Training, Stabilisierung) ein Teilaustausch vor allem der stärke- und zuckerreichen Kohlenhydrate zugunsten von mehr hochwertigem Protein und gesundheitsfördernden Fetten vorgenommen.

↘ Die Kernaussage der Slow-carb-Diät

Unser Diätkonzept baut insgesamt auf

- optimale Proteinversorgung,
- fettgesunde statt fettarme Ernährung und
- Berücksichtigung von glykämischem Index (GLYX) und glykämischer Last (GL) bei den Nahrungskohlenhydraten (siehe Seite 47 ff.).

Sport muss sein

Körperliche Aktivität oder das Gegenteil davon – die muskuläre Trägheit – sind neben individuellen anlagebedingten Stoffwechselunterschieden mit großer Wahrscheinlichkeit der entscheidende Schlüssel für Schlankheit oder Dicksein. Daher darf bei keinem auf Dauer erfolgreichen Schlankheitskonzept die Bewegung zu kurz kommen. Zusammen mit einem erhöhten Eiweißangebot erhält sie die stoffwechselaktive Muskulatur. Regelmäßige körperliche Aktivität verbessert das allgemeine Wohlbefinden sowie das Körpergewicht und trägt damit zur Motivation und zum Durchhaltevermögen während einer Diät bei. Konkret sind diätbegleitend sowohl Ausdaueraktivitäten wie Walking, Joggen, Radfahren und Schwimmen zur Kalorien- und Fettverbrennung als auch kräftigende Übungen zum Kraftaufbau notwendig.

Ein Muskelaufbautraining schafft letztendlich erst die Voraussetzung dafür, dass genügend »Brennöfen« für die Fettverbrennung zur Verfügung stehen. Anleitungen dazu finden Sie in vielen praxisorientierten Sportratgebern. Empfehlenswert sind die Bücher »Style your body« von Elmar Trunz und Michael Hamm und »Fit, gesund und schlank mit dem GLYX« von Michael Hamm. Lassen Sie sich in einem qualifizierten Sportstudio beraten und vergessen Sie die anderen Alltagsaktivitäten nicht!

DER MENSCHLICHE STOFFWECHSEL BEIM ZU- UND ABNEHMEN

Der menschliche Körper speichert höchstens ein Pfund Kohlenhydrate.

Wenn Sie weniger essen, als Sie benötigen, wird der Körper in jedem Fall gezwungen, Energiedepots aufzulösen. Diese stehen als Fettdepots zur Verfügung, die aus überschüssiger Energiezufuhr angelegt wurden. Die Zunahme des Körpergewichts bei positiver Energiebilanz – abgesehen von einem gezielten Muskelaufbautraining – besteht zu 75 Prozent aus Fett und zu 25 Prozent aus fettfreier Körpermasse, vorwiegend Wasser. Eine Unterschreitung des Energiebedarfs führt jedoch beim Abnehmen nicht zu einer qualitativ gleichen Zusammensetzung bzw. Veränderung des Körpergewichts. Eine entscheidende Rolle spielt dabei, wie Ihre Reduktionskost zusammengesetzt ist und ob Sie gleichzeitig sportlich aktiv sind. Auf einen Nenner gebracht: Nur mit genügend Proteinen – so die Fachbezeichnung für Eiweißstoffe im Körper und in der Nahrung – sowie dem richtigen Bewegungspensum nehmen Sie möglichst viel von dem ab, was Sie wirklich loswerden wollen, nämlich Fett.

Protein – das verkannte Talent

Wer mehr Eiweiß isst, kann dick machende Kohlenhydrate im Speiseplan verdrängen. Eine moderate Kohlenhydratbeschränkung statt einer pauschalen Freigabe aller Nahrungskohlenhydrate erfordert ein entsprechend akzentuiertes Eiweißangebot und auch mehr Großzügigkeit beim Fettverzehr. Allerdings muss dann auch die Fettqualität stimmen. Am besten ist das Vorbild der Mittelmeerländerkost mit Oliven- oder Rapsöl, Oliven, Nüssen, Kernen und Samen, Hülsenfrüchten sowie häufig Meeresfisch auf dem Tisch.

Warum sind Proteine so wichtig?

Proteine gelten als Grundbausteine des Lebens. Jede Zelle ist aus Eiweiß aufgebaut, und ohne Proteine würden in unserem Stoffwechsel keine biochemischen Reaktionen ablaufen. So sind alle Enzyme und viele Hormone – unter anderem Insulin, Glukagon und Adrenalin, die allesamt den Blutzuckerspiegel beeinflussen – ebenfalls Eiweißstoffe.

Proteine bzw. ihre Bausteine, die Aminosäuren, sind auch Vorstufen von Nervenbotenstoffen, jenen flinken Kurieren im Nervensystem, die für den schnellen Informationsfluss sorgen. Eiweißbausteine nehmen sogar über kompliziert Reaktionsabläufe Einfluss auf unsere Stimmung. So wird aus der Aminosäure Tryptophan im Gehirn der für Entspannung sorgende »Wohlfühl-« und »Gute-Laune-Stoff« Serotonin gebildet. Zwei andere Aminosäuren, Phenylalanin und Tyrosin, bilden dagegen Stoffe, die Wachsamkeit, Konzentration und Einsatzbereitschaft erhöhen. Eine proteinreiche Mahlzeit wirkt daher eher stimulierend und aktivierend. Proteine sind darüber hinaus Transportsubstanzen, unter anderem das Sauerstoff transportierende Hämoglobin im Blut, und für unser Immunsystem unverzichtbar.

Fatburner Muskulatur

Zum einen machen Muskeln eine sportlich schlanke Figur, zum anderen erhöhen sie unsere Stoffwechselrate und damit den Kalorienumsatz. So verbrennen muskulöse Menschen sogar in Ruhephasen mehr Kalorien und Fett als Personen mit wenig Muskeln und einem hohen Körperfettanteil. Die Muskulatur ist der Körperanteil, der für den Energieumsatz am wichtigsten ist. Deshalb ist es auch so wichtig, nicht nur auf den Zeiger der Waage zu achten, sondern das Spiegelbild und die Körperzusammensetzung im Auge zu behalten.

↘ Fett, Wasser und Eiweiß – Anteile im Körper

Bei einem normalgewichtigen erwachsenen Mann machen Eiweiß- und Fettsubstanz prozentual jeweils etwa den gleichen Anteil aus. Diese Verhältnisse ändern sich, wenn Fett an der Körperkomposition in zu hohem Ausmaß beteiligt ist. Vergleichen Sie selbst: Während ein schlanker Mann mit 70 kg Körpergewicht zu etwa 60 Prozent aus Wasser und zu jeweils 17 Prozent aus Fett und Eiweiß besteht, sehen die Verhältnisse bei einem Übergewichtigen mit 100 kg Körpergewicht deutlich schlechter aus: Nur 47 Prozent Wasser und 13 Prozent Eiweiß, dagegen aber satte 35 Prozent Fettanteil.

Beim gewünschten »Körperdesign« sind Training und Ernährung ein unschlagbares Erfolgsteam. Körperliche Inaktivität und üppiges Essen verschaffen dagegen eine schlaffe Körperkomposition – ohne ausreichenden Trainingsreiz kein Muskelaufbau und ohne entsprechende Ausdauer kein nennenswerter Fettabbau. Das Loblied auf die Proteine als Bodystyler trifft vor allem zu, wenn Sie Ihren wichtigsten Trainingspartner nicht vernachlässigen: die Muskulatur.

Die falsche Diätstrategie schont Fett und greift Eiweiß an

Bei strenger Kalorieneinschränkung werden in den ersten Diättagen hauptsächlich Kohlenhydrate und Proteine abgebaut. Dabei wird Wasser freigesetzt, was letztlich der Hauptgrund für den schnellen Gewichtsverlust auf der Waage ist. Erst ab dem dritten Tag wird zunehmend Fett verbrannt, vorausgesetzt, Sie essen genügend Proteine und die richtigen Kohlenhydrate und bewegen sich entsprechend. Unter Hungerbedingungen, z. B. bei rigorosen Crashdiäten, sowie extremen Anforderungen im Leistungssport kann auch Körpereiweiß als Energiequelle herangezogen werden. Es kommt zum Abbau von Eiweiß, zu einer so genannten katabolen Stoffwechsellage, die hinsichtlich unserer stoffwechselaktiven Muskelsubstanz ausgesprochen unerwünscht ist. Der Verlust an körperformender aktiver Muskulatur ist aber nicht nur unschön, er verlangsamt darüber hinaus die Stoffwechselrate – Grundumsatz und Kalorienverbrennung nehmen ab.

Genug Nahrungsproteine bewahren also während der ganzen Diätphase vor dem Raubbau am eigenen Körper. Am stärksten ist dieser Eiweißverlust übrigens beim totalen Fasten bzw. der Nulldiät nur mit Wasser. Deshalb gab es schon sehr früh in der Fastengeschichte das proteinergänzte Fasten, zunächst mit Molke oder Buttermilch als Trinkflüssigkeit, später in Form proteinreicher Trinknahrungen und Formuladiäten. Dabei bleibt die stoffwechselaktive und körperformende Muskulatur am besten erhalten.

Kalorie ist Kalorie oder doch nicht?

Bei einer den Energiebedarf übersteigenden Energiezufuhr, also wenn Sie mehr essen, als Sie verbrauchen, ist eine Kalorie gleich einer Kalorie, egal, ob sie aus Fett, Kohlenhydraten, Eiweiß oder Alkohol stammt. Schließlich führt jeder Energieüberschuss zur Energiespeicherung (in Form von Fettpolstern). Allerdings ist mit Fett die Aufnahme von (zu) viel Energie leichter möglich. Bei körperlicher Inaktivität und uneingeschränkter Aufnahme können jedoch auch Stärke und Zucker zu beträchtlicher Energiespeicherung führen. Der Gedanke, dass der Mensch sich über die unbegrenzte Aufnahme von Kohlenhydraten sättigen könne, nach dem Motto »Kohlenhydrate können so viel gegessen werden, wie man will«, ohne dass Fett angesetzt wird, ist nur bedingt richtig und in der Praxis irreführend. Nach wie vor kommt es in erster Linie auf die ausgeglichene Energiebilanz an. Wenn die Energiebilanz überschritten wird, halten Kohlenhydrate nicht schlank. Wenn Sie nicht mehr essen, als Sie verbrauchen, macht aber auch Fett nicht fett.

↘ Beim Essen sind nicht alle Kalorien gleich

Für den Körper ist Kalorie tatsächlich nicht gleich Kalorie: Trotz gleichen Energiegehalts von Eiweiß und Kohlenhydraten steht dem Organismus beim Verbrennen von Eiweiß weniger Energie zur Verfügung als bei der Verwertung von Kohlenhydraten. Das schließen amerikanische Wissenschaftler aus thermodynamischen Berechnungen. Sie stützen mit diesem Ergebnis das Credo der Befürworter kohlenhydratarmer, eiweißreicher Diäten, wie beispielsweise der Atkins-Diät. Ob dieser Effekt aber tatsächlich zum schnelleren Abnehmen mit solchen Diäten führen kann, bleibt umstritten, berichtet der Onlinedienst der Fachzeitschrift »Nature« (vgl. dazu auch Seite 44 ff.).

Gibt es »gute« oder »böse« Kalorien?

Die Frage, ob es »gute« oder »böse« Kalorien gibt, drängt sich förmlich auf, wenn man über die offensichtlich unterschiedliche Rolle der Nahrungskohlenhydrate und Fette bei der Entstehung von Übergewicht nachdenkt. Selbstverständlich sind beide Nährstoffe nach wie vor unsere Hauptkalorienlieferanten. Nur wenn man dem Körper verschiedene Nahrungsenergiequellen – zu denen bekanntlich auch Eiweiß und Alkohol gehören – anbietet, wird er bevorzugt Kohlenhydrate, ebenfalls Eiweiß und Alkohol und ganz zuletzt Fett verbrennen. Während die Oxidationsrate (Ausmaß der Verbrennung) für Kohlenhydrate, Eiweiß und Alkohol bei vermehrter Zufuhr ansteigt, sehen die Verhältnisse beim Fett anders aus.

Kohlenhydrate brennen im Körper am besten. Fett ist dagegen der ideale Energiespeicher. Zur Deckung des laufenden Energiebedarfs werden Kohlenhydrate aus Kartoffeln, Brot und Nudeln nahezu vollständig verbraucht, während die stoffwechselträgen Fette auf der Strecke bzw. auf Bauch, Po und Hüfte bleiben. Ganz ohne Zweifel begünstigt unsere heutige Ernährungsweise mit einer hyperkalorischen Kost und hohem Fettanteil besonders die Ausbildung der Fettdepots. Überschüssige Nahrungskalorien aus Fett werden ohne große Umwandlungsverluste in den Fettdepots abgelagert. Und hohe Insulinspiegel sorgen dafür, dass der Fettstoffwechsel in der Sackgasse Fettspeicherung endet.

Fett – ein hocheffizienter Speicherstoff

Im Vergleich zu den Kohlenhydratkalorien und Eiweißstoffen, deren Speichermöglichkeiten begrenzt sind, tanzt das Fett aus der Reihe. Fettspeicher können nahezu beliebig groß werden, und Fettzellen sind unersättlich, wie das Beispiel von Menschen mit 150 Kilogramm (und mehr) Lebendgewicht leibhaftig belegt. Dabei gehört die Fettspeicherung zu unserem biologischen Stoffwechselprogramm. Die Fettzellen legen lediglich Energievorräte für eventuelle Notzeiten an. Dazu eignet sich das Fettmolekül besonders gut, denn bezogen auf das Volumen hat Fett von allen Energie liefernden Nährstoffen die höchste Energiedichte.

Kohlenhydrate werden nur im Körper als Fett abgelagert, wenn wirklich sehr große Mengen davon gegessen werden.

Nahrungsfett und Körperfettgewebe sind die konzentriertesten Energiespeicher der Natur. Prinzipiell ist zwar die Umwandlung von Nahrungskohlenhydraten in Fett in der Leber und im Fettgewebe möglich, jedoch im Vergleich zur direkten »Fett-in-Fett-Depoteinlagerung« weniger ökonomisch. Im Endeffekt kostet die Fettneubildung – oder genauer gesagt die Neubildung von Fettsäuren – aus Kohlenhydraten den Körper erst einmal Energie. Diese Umwandlungsverluste belaufen sich in etwa auf 30 Prozent der aufgenommenen Kohlenhydratenergie, während beim Fett dieser Energieverlust (leider) praktisch nicht ins Gewicht fällt. Nährstoffe sind also in Bezug auf die Übergewichtsentstehung unterschiedlich »effizient«.

Protein – ein unökonomischer Energielieferant?

Im Vergleich zu den Kohlenhydraten und Fetten sind Proteine im Stoffwechsel die unökonomischsten Energielieferanten. Zunächst ist die so genannte postprandiale Thermogenese zu nennen, das heißt die vermehrte Wärmebildung nach dem Essen. Jeder weiß, dass nach der Nahrungsaufnahme die Körpertemperatur steigt und der Körper mehr Wärme abgibt. Die diesem Prozess zugrunde liegende Stoffwechselsteigerung kann mit der Umsetzung, dem Transport und der Speicherung von Nährstoffen im Stoffwechsel erklärt werden. Grundsätzlich entsteht bei allen Stoffwechselprozessen aufgrund des begrenzten Wirkungsgrades Wärme. Die Thermogenese beschreibt also den Energieaufwand, der für die Nahrungsverwertung und -umsetzung erforderlich ist. Sie beträgt etwa zehn Prozent der Gesamtenergieaufnahme.

Nahrungsverwertung erzeugt Wärmeenergie

Wir sprechen im Zusammenhang von Nahrungsaufnahme und Wärmebildung auch von der spezifisch dynamischen Wirkung der Nährstoffe. Sie besagt, wie viel Energieverlust ein Nährstoff im Stoffwechsel bewirken kann. Beim Nährstoff Eiweiß ist dieser Effekt am größten, das heißt, der Proteinstoffwechsel bringt dem Körper am wenigsten nutzbare Energie. Insgesamt stellt der Eiweißumsatz eine energetisch aufwändige Prozedur für den Organismus dar.

Die nahrungsbedingte Thermogenese hält nach proteinreichen Mahlzeiten etwa doppelt so lange an wie nach kohlenhydrat- und fettreichen Mahlzeiten gleichen Energiegehalts. Sie entspricht immerhin 18 bis 25 Prozent der mit Proteinen aufgenommenen Energiemenge, während es bei Kohlenhydraten vier bis sieben und beim Nahrungsfett nur zwei bis vier Prozent sind. Daraus folgt: Wenn Eiweiß statt Kohlenhydrate als Brennstoff dient, müssen im Durchschnitt 20 Prozent mehr Kalorien aufgewendet werden, um die gleiche Menge ATP (= Adenosintriphosphat, die unmittelbar verfügbare Energiequelle im Stoffwechsel) zu bilden. Damit ist Eiweiß ein verhältnismäßig schlechter, das heißt unökonomischer Betriebsenergielieferant.

Eine gute Thermogenese und Sättigung lässt sich nach der Ärztin Dr. Ute Gola (2004, S. 707) durch folgende Nahrungszusammensetzung erreichen:

Energie-lieferant	Tägliche Energiezufuhr	Empfehlenswerte Nahrungsmittel
Protein	20–25 %	fettarmes Fleisch, Meeresfisch, Milchprodukte mit geringem Fettgehalt
Kohlenhydrate	40–45 % ballaststoffreich	Vollkornprodukte und Hülsenfrüchte, Obst und Gemüse, naturbelassene Nahrungsmittel
Fette	25–30 % hoher Anteil an ungesättigten Fettsäuren	Meeresfisch, Samen, Körner und Nüsse, Öle (Oliven- und Rapsöl) ungehärtete Margarine
Alkohol	weniger als 5 %	

Was für Sportler nachteilig wäre, erweist sich als vorteilhaft für diejenigen, die abnehmen wollen. Übergewichtige profitieren vom besonders hohen thermogenen Effekt der Proteine, indem der Stoffwechsel spürbar »angeheizt« wird. Aus der stoffwechselaktivierenden Eigenschaft von Eiweiß lässt sich ein weiterer Vorteil ableiten. Bei strengen Diäten kommt es zu Sparmechanismen und einer Stoffwechselverlangsamung, die natürlich einem Abnahmeerfolg entgegensteht und unter anderem mitverantwortlich für den Jo-Jo-Effekt und das Scheitern von vielen Schlankheitsdiäten ist. Ein genügend hoher Nahrungsproteinanteil beugt wie bereits beschrieben dem Verlust von Muskelsubstanz, das heißt dem Muskelabbau während strenger Kalorieneinschränkung vor. Noch effizienter ist dieser Erhalt unserer stoffwechselaktiven Körpermasse allerdings bei gleichzeitigem Muskeltraining. Durch die verbesserte Körperkomposition wird sogar der Grundumsatz erhöht.
Fazit: Wer beim Abnehmen mehr Eiweiß isst, verheizt quasi einen bestimmten Anteil an Energie und hält in Verbindung mit körperlicher Aktivität den Stoffwechselbetrieb auf hohem Niveau aufrecht.

Zu wenig Protein führt letztendlich dazu, dass Sie dort abnehmen, wo Sie es gar nicht wollen – nämlich beim Muskelgewebe –, und Sie sich schlapp fühlen.

Die belastungsbedingte Thermogenese nutzen

Sie sollten nicht nur durch Essen ins Schwitzen kommen. Auch nach sportlichen Belastungen läuft der Stoffwechsel noch eine ganze Zeit auf Hochtouren, vorausgesetzt, Sie haben sich entsprechend verausgabt. In diesem Fall spricht man von »Nachverbrennung«. Diese Stoffwechselsteigerung nach dem Sport lässt einen manchmal noch ganz schön »nachschwitzen«. Davon kann der Energiespeichertyp mit einem steinzeitlichen Stoffwechselerbe am meisten profitieren. Die Thermogeneserate ist nämlich genetisch bedingt unterschiedlich hoch. Bei »schlechten« Futterverwertern »verpuffen« immerhin 300 bis 400 Kilokalorien pro Tag ungenutzt als Wärmeenergie.
Ein »guter« Futterverwerter speichert dagegen die Energie effizient – vor allem im Fettgewebe. Der Unterschied im Stoffwechsel eines guten und schlechten Futterverwerters lässt sich durch mehr Bewegung ausgleichen. Fett speichert Energie, Muskeln verbrennen Energie. Körperliches Training plus proteinbetonte und kohlenhydratbewusste Ernährung sind also die allein Erfolg versprechende Strategie gegen überflüssige Pfunde und für mehr stoffwechselaktive Muskelmasse. Die körperliche Aktivierung ist schließlich einer der Schlüssel für den Dauererfolg Ihres Gewichtsmanagements.

Mit dem GLYX glückt die Diät

Halten Sie sich stets vor Augen, dass Sie mehr Sattmacher (Proteine und Kohlenhydrate mit einem niedrigen glykämischen Index) essen sollten als Hungrigmacher (Kohlenhydrate mit einem hohen GLYX-Faktor). Sie schaffen das durch eine Verschiebung der Proportionen auf dem Teller zugunsten von viel Gemüse und Salat, Hülsenfruchtgerichten, wasserreichem Obst sowie hochwertigen Proteinlieferanten in Verbindung mit herzgesunden Fetten. Dadurch verbessern Sie nicht nur Ihre Nährstoffversorgung und den Gesundheitsschutz Ihres Körpers. Eine derart gesunde Mischung wirkt sich vor allem günstig auf den Blutzuckerverlauf und die anschließende Insulinantwort aus.

Die Blutzucker- und Insulinreaktion nach dem Essen beeinflusst auch das Sättigungsgefühl und dadurch den Abstand zur nächsten Mahlzeit. Um vorschnellen Hunger zu vermeiden, ist es empfehlenswert, die Mahlzeiten so zu gestalten, dass sie eine niedrige glykämische Last und eine geringe Energiedichte (naturbelassen, ballaststoffreich) haben.

In diesem Zusammenhang müssen zwei aktuelle Begriffe und Schlüsselwörter, die für Gesundheit und Schlankheit gleichermaßen wichtig sind, erklärt werden. Es geht um den glykämischen Index (kurz GLYX genannt) sowie die glykämische Last (GL).

Was steht hinter den modernen GLYX-Diäten?

Kohlenhydratreiche Lebensmittel können wie bei herkömmlichen Low-fat-Diäten nicht einfach gleichgestellt werden. Vielmehr sollten sie danach bewertet werden, wie stark sie einen Blutzuckeranstieg und die nachfolgende Insulinausschüttung aus der Bauchspeicheldrüse auslösen. Der Maßstab für die blutzuckersteigernde Wirkung ist der glykämische Index. Der höchste Wert wird nach Verzehr von Traubenzucker (Synonyme: Glukose, Dextrose) erreicht, und er wird deshalb als Standard = 100 gesetzt. Je niedriger der GLYX-Faktor ist, desto gemäßigter steigt der Blutzucker an und desto geringer ist die nachfolgende Insulinausschüttung. Diesbezüglich günstig sind Lebensmittel mit einem Wert unter 55 (grüner Bereich in unserer Tabelle auf Seite 49 f.).

Lebensmittel mit einem hohen glykämischen Index (roter Bereich) lassen dagegen den Blutzucker stark ansteigen und begünstigen die Freisetzung von Insulin, einem Hormon, das für die Aufnahme des Zuckers aus dem Blut in die Zellen verantwortlich ist. Eine hohe Ausschüttung von Insulin führt zu einer raschen Senkung des Blutzuckerspiegels – die Folge: Unterzuckerung und damit ein erneutes Heißhungergefühl. Gleichzeitig sorgt das Insulin dafür, dass Fett aus der Nahrung ins Fettgewebe eingeschleust und die Fettverbrennung blockiert wird. Insulin wirkt also wie eine Art Speicherhormon, wodurch in Verbindung mit Bewegungsmangel die ungesunde Ablagerung von Fett im Bauchbereich gefördert wird.

Kohlenhydrate mit niedrigem glykämischen Index benötigen dagegen weniger Insulin und das Hungergefühl bleibt aus. Eine lang anhaltende Sättigung ist die Folge. Damit entgehen Sie der Heißhungerfalle, an der viele Diäten schließlich scheitern. Gleichzeitig wird die Insulinempfindlichkeit des Körpers wieder verbessert, die infolge von Überernährung mit konzentrierter Stärke-, Zucker- und Fettenergie verloren gegangen ist. Unter Beachtung des GLYX und des dazu gehörenden Proteinplus werden die Weichen für einen schlanken Stoffwechsel gestellt. Das Insulinniveau normalisiert sich, Zucker- und Fettstoffwechsel kommen wieder in die richtigen Bahnen.

Wie wird der glykämische Index bestimmt?

Die Aufnahme von Nahrung bedingt zunächst einen Anstieg und dann einen Abfall des Blutzuckerspiegels. Dieses Phänomen kann als Kurve dargestellt werden. Die entstehende Fläche unter der Kurve dient als Grundlage für die Berechnung des glykämischen Index. Der GLYX beschreibt die Fläche unter der Blutzuckerkurve nach Verzehr von 50 Gramm Kohlenhydraten in Form verschiedener Lebensmittel wie Brot oder Obst im Vergleich zur Referenz-Blutzuckerfläche von 50 Gramm reiner Glukose (Traubenzucker). Der GLYX wird in Prozent angegeben und nach folgender Formel berechnet:

$$\text{Glykämischer Index (\%)} = \frac{\text{Fläche unter der Blutzuckerkurve desTestlebensmittels} \times 100}{\text{Fläche unter der Blutzuckerkurve von Glukose}}$$

Daraus resultieren Prozentbereiche von
- **unter 55 = niedriger GLYX = grüner Bereich**
- **unter 70 = mittlerer GLYX = gelber Bereich**
- **70 bis 100 = hoher GLYX = roter Bereich**

GLYX-Tabelle nach Lebensmittelgruppen

Unter Heranziehen der Fachliteratur lassen sich die gängigen Lebensmittel wie folgt einteilen.

Brot und Backwaren
niedriger GLYX
Sojabrot mit Leinsamen
Vollkornbrot mit Leinsamen
Roggenvollkornbrot, grobkörnig
Haferkleiebrot
Mehrkornvollkornbrot (Körner- und Saatenmischung)
Pumpernickel
Vollkornbrot mit Kürbiskernen
Haferkleiekekse und ungezuckertes Hafergebäck
Knäckebrot, ballaststoffreich
mittlerer GLYX
Vollkornbrot, fein geschrotet
Vollkornknäckebrot
Pitabrot
Bagels
Reiskräcker
Pizzabrot
Pizza mit Käse und Tomaten
Gebäck, Kräcker, Biskuits, Butterkekse
hoher GLYX
Weißbrot und Brötchen
Französisches Baguette
Croissants
Waffeln

Frühstückscerealien und Getreideflocken
niedriger GLYX
Kleieflocken
Vollkornmüsli ohne Zucker
Vollkornhaferflocken
Weizenkeime
mittlerer GLYX
Fertigmüslis mit Zuckerzusatz
Instant-Haferflocken
Porridge (Haferbrei)
hoher GLYX
Cornflakes, Pops und Co.

Hülsenfrüchte, Nüsse, Ölsaaten
niedriger GLYX
Sojabohnen
Linsen
Kidneybohnen
Weiße Bohnen
Trockenerbsen
Erdnüsse
Mandeln
Walnüsse
Leinsamen
Sonnenblumenkerne
Kürbiskerne
Sesamsaat

Getreide, Teigwaren, Kartoffeln
niedriger GLYX
Getreidekörner, geschrotet
Bulgur
Vollkornspaghetti
Spaghetti und andere Teigwaren aus Hartweizen
Glasnudeln aus Mungbohnen
mittlerer GLYX
Neue Kartoffeln (Pellkartoffeln)
Basmatireis
Vollkornreis
Wilder Reis
Hirse
Couscous
Mais (Gemüsemais)
Popcorn
Langkornreis, gekocht
Kartoffelbrei
Gnocchi
Kartoffelchips
hoher GLYX
Kartoffeln, gebacken
Kartoffeln, in der Mikrowelle gegart
Pommes frites
Kartoffelpulver (Instantprodukt)
Weißer Reis, gekocht

Gemüse
niedriger GLYX
Auberginen
Blattsalate
Brokkoli
Chicorée
Grüne Bohnen
Gurken
Kohlgemüse aller Art
Möhren, roh
Paprika
Pilze
Radieschen und Rettich
Sellerie
Sojasprossen
Spinat
Tomaten
Zucchini
Zwiebeln
mittlerer GLYX
Grüne Erbsen, frisch, TK oder in Dosen
Möhren, weich gekocht
Kürbis
Rote Beete
Zuckermais

Obst
niedriger GLYX
Äpfel
Aprikosen, frisch oder getrocknet
Beeren
Birnen
Grapefruits
Kirschen
Kiwis
Orangen
Pfirsiche
Pflaumen
Trauben
mittlerer GLYX
Ananas
Aprikosen in Dosen
Bananen
Mangos
Melonen
Papayas
Rosinen

Getränke
ohne GLYX
Mineralwasser
Tee und Kaffee ohne Zucker
niedriger GLYX
Apfelsaft
Apfelsaftschorle
Buttermilch
Grapefruitsaft
Orangensaft
Sojadrink
Tomatensaft
Trinkmilch
mittlerer GLYX
Fruchtsaftgetränke, Fruchtnektare
Bier
Sportgetränke, z. B. isotonische Drinks
hoher GLYX
Limonaden

Zucker und Süßes
niedriger GLYX
Fruktose (Fruchtzucker)
Laktose (Milchzucker)
Bitterschokolade mit mehr als 70 % Kakaoanteil
mittlerer GLYX
Konfitüre und Marmelade
Schokolade
Müsliriegel
Eiscreme
Honig
Haushaltszucker
hoher GLYX
Traubenzucker
Maltose (Malzzucker)
Maltodextrin (Kohlenhydratkonzentrat)

Milchprodukte
niedriger GLYX
Milch
Joghurt
Quark
Kefir
Käse
mittlerer GLYX
Milchprodukte mit viel Zuckerzusatz

Nach: Prof. Dr. Michael Hamm: Fit, gesund und schlank mit dem GLYX. Dauerhaft abnehmen mit den richtigen Kohlenhydraten. München 2003.

Die glykämische Last

Der GLYX-Wert eines Lebensmittels ist eigentlich nur eine halbe Sache. Es handelt sich um einen experimentell ermittelten Wert in Bezug auf den Blutzuckeranstieg nach dem Verzehr von einer definierten Kohlenhydratmenge – eben 50 Gramm verdauliche Kohlenhydrate in Form von Traubenzucker, Haushaltszucker, Stärke, Brot, Kartoffeln, Bananen, Hülsenfrüchten etc.

Tatsächlich isst aber niemand genau 50 Gramm Kohlenhydrate, sondern unterschiedliche Mengen kohlenhydrathaltiger Lebensmittel und nimmt damit auch unterschiedliche Kohlenhydratmengen zu sich. In der Praxis der Ernährungsberatung wird der glykämische Index deshalb nicht isoliert angewendet, sondern in Bezug zum Kohlenhydratgehalt einer Verzehrsportion gesetzt: Denn das Ausmaß der Blutzuckerantwort wird sowohl vom GLYX-Faktor als auch der tatsächlich gegessenen Kohlenhydratmenge beeinflusst.

Letztlich bestimmen so Kohlenhydratquantität und Kohlenhydratqualität die Blutzuckerbelastung nach dem Essen. Hier kommen Low carb (Quantität) und Slow carb (Qualität) zusammen. Der Einfluss der Kohlenhydratmenge wird definiert über den Begriff der glykämischen Last (engl.: glycemic load, Abkürzung GL). Der GL-Wert ergibt sich aus dem glykämischen Index multipliziert mit dem Kohlenhydratgehalt in Gramm einer typischen Verzehrsportion geteilt durch 100.

$$\text{Glykämische Last} = \frac{\text{Glykämischer Index} \times \text{Kohlenhydratgehalt einer Portion in Gramm}}{100}$$

Auch hierfür gibt es Kennzahlen bzw. GL-Bereiche:
< 10 = grüner Bereich
< 20 = mittlerer Bereich
≥ 20 = roter Bereich.

In der nachfolgenden Tabelle finden Sie die GLYX- und GL-Angaben für einige ausgewählte Lebensmittel.

Glykämische Last ausgewählter Lebensmittel

Lebensmittel	Verzehrsportion in g	GLYX	Kohlenhydratgehalt einer Portion in g	GL
Aprikose, frisch	70	15	6	1
Aprikose, getrocknet	70	35	35	12
Banane	120	60	26	16
Bohnen, grün	150	30	5	2
Bratkartoffeln	150	95	18	17
Brot, Vollkorn, grob	50	40	19	8
Brot, Weißbrot	50	95	24	23
Chips	40	90	16	14
Cola-Limonade	300	70	33	23
Cornflakes	30	85	24	20
Erdnüsse	20	15	2	0,3
Haferflocken	30	40	18	7
Honig	10	85	8	7
Kekse	50	70	30	21
Knoblauch	10	< 15	3	< 0,5
Konfitüre	10	65	7	5
Milch	200	27	9,6	3
Möhren, roh	200	30	12,5	4
Möhren, weich gekocht	200	85	12	10
Pellkartoffeln	150	65	21	14
Pommes frites	150	95	25	24
Reis, Langkorn	200	70	49	34
Reis, Natur	200	50	47	24
Schokolade – Vollmilch	100	70	54	38
Spaghetti, weich gekocht	200	55	64	35
Spaghetti, al dente	200	45	64	28
Tomaten	50	< 15	1	< 0,2
Wassermelone	200	60	16	10
Zucker (Saccharose)	10	70	10	7
Zucker (Fruktose)	10	20	10	2
Zucker (Glukose)	10	100	10	10

Anhand der Zahlen wird ersichtlich, welchen großen Einfluss die Verzehrsportion und die damit aufgenommene Kohlenhydratmenge haben. Verzehrt man beispielsweise eine große Portion Spaghetti, so hat das trotz günstigen GLYX dennoch eine nicht unerhebliche glykämische Belastung zur Folge. Demgegenüber wirkt sich eine kleine Portion Zucker oder Honig im Tee nicht dramatisch auf den Blutzucker aus.

Die Menge macht's!

Welche Bedeutung der glykämischen Last zukommt, lässt sich besonders gut an folgendem Beispiel verdeutlichen: Gekochte Möhren gelten gemeinhin als Lebensmittel mit höherem glykämischen Index und werden in diesem Zusammenhang oftmals mit dem Attribut »zu meiden« belegt. Dabei wird jedoch nicht berücksichtigt, dass 50 Gramm verfügbare Kohlenhydrate des betreffenden Lebensmittels die Standardtestmenge sind. Um aber 50 Gramm Kohlenhydrate aus Möhren aufzunehmen, müsste man immerhin 800 Gramm Möhren essen. Eine normale Portion Möhren von etwa 200 Gramm enthält somit lediglich 12,5 Gramm Kohlenhydrate, wodurch die glykämische Last verhältnismäßig gering ausfällt.

Dies ist bei konzentrierten Kohlenhydratträgern wie Kartoffeln (insbesondere Pommes frites) natürlich völlig anders: Sie enthalten im Vergleich zu Möhren wesentlich mehr Kohlenhydrate. Isst man also 200 Gramm Kartoffeln, so ist deren glykämische Last deutlich höher als bei der entsprechenden Menge Möhren. Es kommt also bei jedem Lebensmittel darauf an, wie hoch seine tatsächliche Konzentration an Kohlenhydraten und auch die jeweilige Verzehrsmenge sind.

Am Beispiel Möhren lässt sich außerdem zeigen, dass nicht vernachlässigt werden darf, in welcher Form ein Lebensmittel gegessen wird: roh aus der Hand, schonend gedünstet oder weich gekocht. So liegt der glykämische Index für rohe Möhren im niedrigen, für gedünstete dagegen im mittleren Bereich und für weich gekochte sogar im hohen GLYX-Bereich.

Achten Sie auf den Unterschied zwischen GLYX und glykämischer Last – vor allem die glykämische Last gibt Auskunft über die Wirkung der tatsächlich verzehrten Portion eines Lebensmittels auf den Blutzucker- und Insulinspiegel.

Umbau der Lebensmittelpyramide

GLYX und GL haben auch Einfluss auf den typischen Aufbau der bekannten Lebensmittelpyramide. Vor allem das ursprüngliche, breite unterste Stockwerk der Pyramide, das heißt die stärkereichen Getreide, Getreideprodukte und Kartoffeln, wurden weiter nach oben gerückt. Viele Produkte dieser Gruppe haben einen hohen glykämischen Index und weisen aufgrund der empfohlenen und/oder tatsächlich verzehrten Menge ebenfalls eine hohe glykämische Belastung auf. Hier passen Slow carb und Low carb (im Sinne von weniger Brot, Getreide und Kartoffeln) gut zusammen.

Pyramidencheck

Haken Sie täglich ab, ob Sie die wünschenswerte Menge aller Lebensmittel erreicht haben: (Hamm/M.O.B.I.L.I.S. 2004)

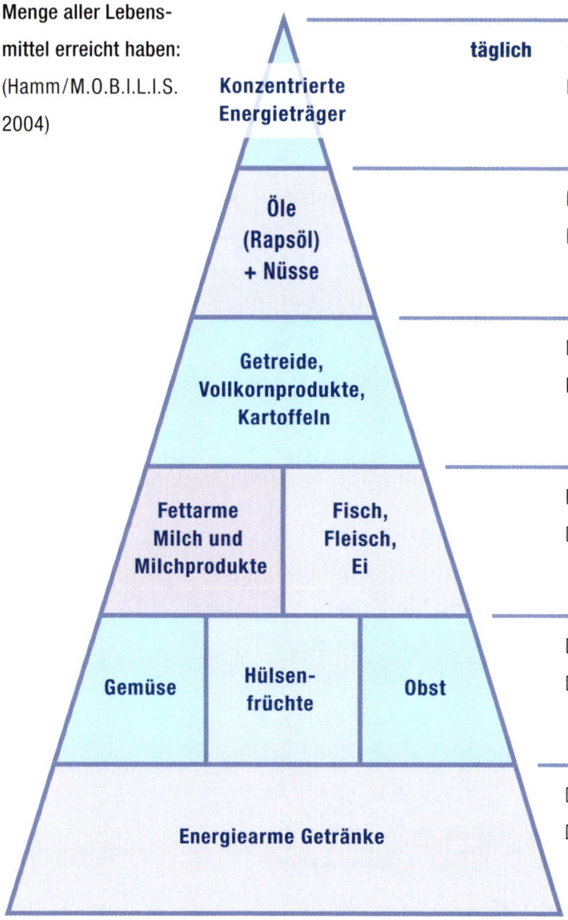

wöchentlich
☐ ☐ ☐ je 1 Ei
☐ ☐ je 60 g Hülsenfrüchte

täglich
Süßigkeiten, Alkohol und Streichfett sparsam
☐ ja ☐ nein

☐ 1 Esslöffel Pflanzenöl
☐ 30 g Nüsse oder 1 Esslöffel Margarine (mit Oliven-/Rapsöl)

☐ 100-150 g Kartoffeln oder 50 g Nudeln oder 50 g Reis
☐ ☐ ☐ je 50 g Brot oder je 20-30 g Müsli

☐ 250 ml Milch ☐ 80 g Käse oder 150 g Magerquark/-joghurt
☐ 150 g Fisch oder Fleisch ☐ 50 g Aufschnitt

☐ 100 g Salat ☐ 100 g Gemüse, roh ☐ 100 g Gemüse gegart
☐ ☐ ☐ je 100 g Obst

☐ ☐ ☐ ☐ ☐ ☐ ☐ je 100 ml energiearme Getränke
☐ ☐ ☐ ☐ ☐ ☐ ☐ (z. B. Mineralwasser, gut verdünnte
☐ ☐ ☐ ☐ ☐ ☐ Fruchtsäfte, ungesüßte oder leicht gesüßte Kräuter- und Früchtetees)

Den größten Anteil im Slow-carb-Speiseplan haben jedoch Gemüse (einschließlich Hülsenfrüchte) und wasserreiches Obst. Das entspricht auch den Zielsetzungen der bekannten Präventionskampagne »Fünf am Tag«, die zum täglichen Verzehr von mindestens fünf Portionen Gemüse und Obst anregt.
In der neuen Slow-carb-Pyramide wurde dagegen die Position von proteinreichen Lebensmitteln aus der Milch- und Milchproduktgruppe sowie in Form von Fisch, Fleisch und Ei (wahlweise auch Sojalebensmittel) deutlich verbessert.
Die Slow-carb-Pyramide ist

- kohlenhydratkontrolliert (nach GLYX und GL),
- eiweißoptimiert und
- fettgesund.

Prüfen Sie anhand des Pyramidenchecks selbst, ob Sie die Zielvorgaben für einen schlanken und gesunden Speiseplan erfüllen.
Wer GLYX-bewusst und proteinoptimiert genießt, ist nicht nur voller Energie, wacher und ausgeglichener – auch das Abnehmen überflüssiger Pfunde fällt leichter. Denn der ständig erhöhte Spiegel des Speicherhormons Insulin »füttert« die Fettzellen und blockiert den fürs Abnehmen notwendigen Fettabbau.

Achtung: Gehärtete Fette in Gebäck und Pommes frites sind in Form dieser Fett-Stärke-Kombination nicht nur figurfeindlich, sondern auch schlichtweg ungesund!

ABNEHMEN KANN NUR, WER SATT IST!

Heißhunger gefährdet wie kein anderes Missempfinden das Durchhaltevermögen während einer Diät. Der gefürchteten Heißhungerfalle können Sie entgehen, wenn Sie die folgenden Punkte berücksichtigen:

- Setzen Sie auf mehr Eiweiß beim Essen, denn eiweißreiche Diäten erhöhen nachweislich das Sattheitsgefühl.
- Nutzen Sie die GLYX-Bremse gegen Kohlenhydratexzess und Süßhunger.
- Essen Sie lieber mehr als zu wenig, denn ein großes Nahrungsvolumen (ballaststoffreiche Lebensmittel) sättigt besser als konzentrierte Kalorien in Form von fett-, stärke- und zuckerreicher Nahrung. Gerade Übergewichtige bevorzugen oft energiedichte, also kalorienreiche Nahrung zur Befriedigung ihres Hungers – Männer eher Fettreiches und Deftiges, Frauen eher Süßes wie figurschädliche Stärke-Fett-Zuckerkombinationen in Form von Gebäck, Kuchen und Schokolade. Leider sättigen diejenigen Lebensmittel am schlechtesten, die pro Gramm am meisten Kalorien aufweisen. Wir be-

vorzugen daher in unseren Rezepten neben der gut sättigenden Proteinkomponente stets eine große Portion Gemüse und Salat, die bei viel Volumen eine geringe Energiedichte haben.

- Trinken Sie während des Abnehmens mindestens zwei Liter Wasser (Leitungswasser, stilles oder kohlensäurearmes Mineralwasser) pro Tag. Schluckweises Trinken erhöht die Sättigungswirkung. Überbrücken Sie ein aufkommendes Hungergefühl mit einem großen Glas Wasser.
- Darüber hinaus sollte Ihre Erfolgsdiät so beschaffen sein, dass Sie nicht in ein Nährstoffdefizit – weder an Fett- und Eiweißbestandteilen noch an Vitaminen und Mineralstoffen – geraten, denn ein mangelernährter Stoffwechsel erlahmt rasch, und Sie nehmen zu.

Kohlenhydrate sättigen besser als Fette

Kohlenhydrate und Fette wirken unterschiedlich bei der Regulation von Hunger und Sättigung, und es zeigt sich, dass Fett im Vergleich zu Kohlenhydraten eine geringere Sättigungswirkung besitzt. Die Gründe für die unterschiedlichen Auswirkungen auf das Sättigungsgefühl sind nicht restlos bekannt, aber es scheint mit den unterschiedlichen Stoffwechselvorgängen zusammenzuhängen, denen Fette und Kohlenhydrate unterworfen sind.

Kohlenhydrate werden schnell absorbiert, lassen den Blutzuckerspiegel ansteigen und leiten die Thermogenese ein. Beides sind Faktoren, die den Appetit unterdrücken. Weiterhin ist die Kapazität der Glykogenspeicher in Leber und Muskeln sehr begrenzt, sodass die Information »Speicher sind voll« relativ schnell über das Zentrale Nervensystem in das Sättigungszentrum des Gehirns gelangt. Die Speicher für Fett dagegen können nahezu unbegrenzt aufgefüllt werden, und einmal im Fettgewebe aufgenommen ist Fett sehr träge mit einer nur kurzzeitigen Sättigung.

Die scheinbar präzise Kontrolle der Kohlenhydrataufnahme resultiert also wahrscheinlich aus den begrenzten Speichermöglichkeiten für Kohlenhydrate. Die Speicher reichen nur wenige Tage und müssen fortwährend aufgefüllt werden, damit die Versorgung des Gehirns und die Energiebereitstellung bei intensiven körperlichen Aktivitäten gewährleistet wird. Doch darf man die unterschiedliche Insulinwirksamkeit der verschiedenen Nahrungskohlenhydrate nicht unberücksichtigt lassen, wenn es um deren Sättigungswirkung geht. (siehe Seite 47 ff.)

Sattmacher Eiweiß

Auf der besseren Sättigungswirkung einer proteinreichen und kohlenhydratkontrollierten Diät beruht letztendlich auch der Erfolg von Atkins und Co. Hinzu kommt noch der ebenfalls appetitzügelnde Effekt der Ketonkörperbildung infolge strenger Kohlenhydrateinschränkung. Zwar werden bei eiweiß- und fettreichen Diäten scheinbar die Kalorien freigegeben (früher deshalb auch als Schlemmerdiäten bezeichnet), tatsächlich wird aber deutlich weniger gegessen und man nimmt dadurch ab.

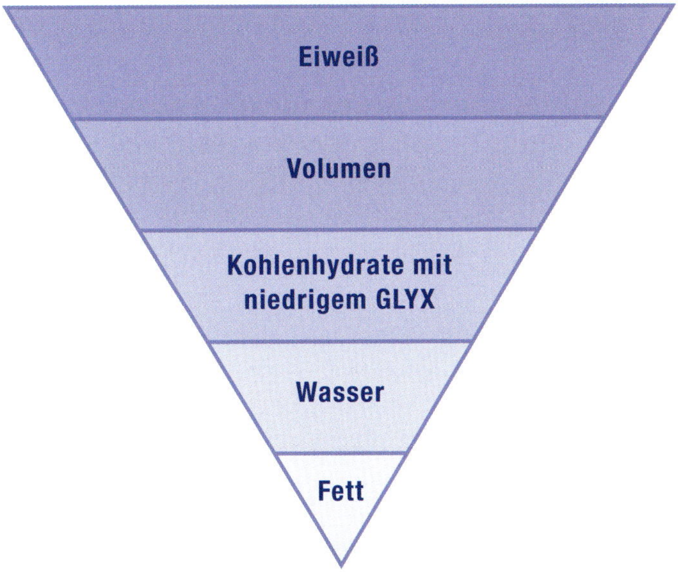

Sättigungswirkung auf einen Blick

Von oben nach unten nehmen die Sättigungseigenschaften der Lebensmittel ab.

Dieser »Vorwurf« in Bezug auf das Erfolgsgeheimnis entsprechender Low-carb-Diäten ist jedoch ihr eigentlicher Vorteil, denn was hilft besser als eine Diät, die nicht hungrig, sondern satt macht. Dabei hat der Erfolg nicht wirklich mit dem hohen Fettgehalt einer Diät à la Atkins zu tun, sondern hauptsächlich mit dem besseren Sättigungseffekt von Eiweiß und der Vermeidung insulinstimulierender Nahrungskohlenhydrate.

Wenn sich der kleine Hunger zwischendurch also nicht mit einem Glas Wasser stillen lässt, essen Sie einfach ein bis zwei Würfel Käse, ein paar geröstete Sojakerne, ein paar Scheiben luftgetrockneter Salami oder ein Ei.

Slow carb – die gesunde Variante von Low carb

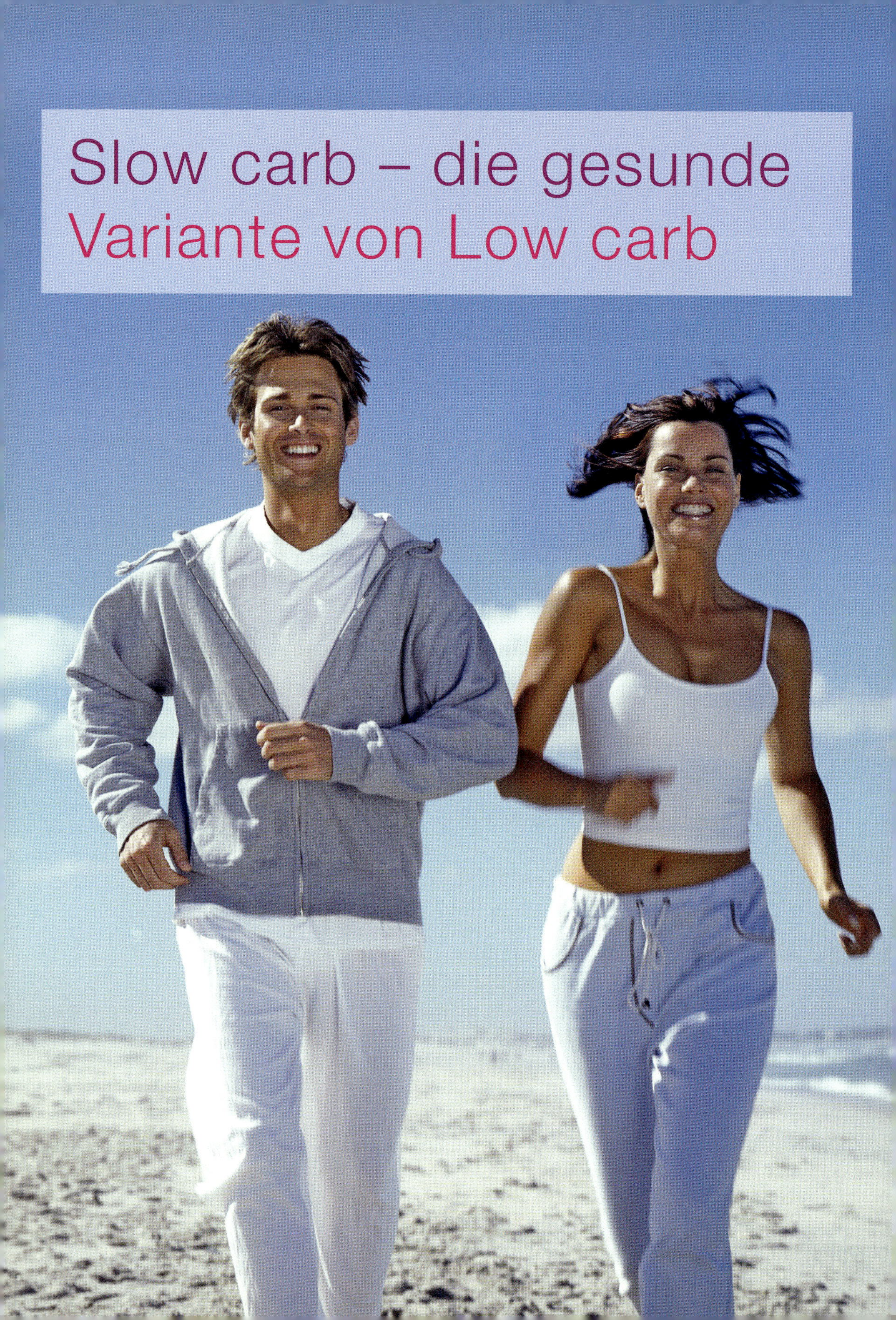

AUS DER DIÄTGESCHICHTE LERNEN

Je stärker man sich bei einer Diät einschränken muss, desto eher besteht die Gefahr des Aufgebens. Starre Vorschriften, rigide Lebensmittelverbote, Verzicht auf Lieblingslebensmittel, Nicht-essen-Dürfen und dadurch ausgelöst ständiges Denken ans Essen – all dies lässt schließlich jeden Diäthaltenden schwach werden. Die logische Konsequenz daraus heißt: »Man müsste Verbote verbieten.«

Gute Sättigung, Teller und Magen füllendes Nahrungsvolumen, vielseitige Lebensmittelauswahl und geschmackliche Abwechslung sind dagegen die besten Garanten für das Durchhalten und den Dauererfolg einer Diät. Wie Sie jetzt wissen, tragen dazu ein deutliches Proteinplus und eine am glykämischen Index orientierte Kohlenhydratauswahl beim Essen bei.

Die Attraktivität der eiweiß- und fettreichen Rezepte à la Atkins wurde zudem stark davon bestimmt, dass gerade die Lebensmittel ausdrücklich empfohlen wurden, die sonst auf der Verbotsliste standen. So brauchte der auf Diät gesetzte Schlemmer weder auf Eier, Speck und Wurst noch auf Butter, Sahne, fetten Käse und Nüsse zu verzichten, wenn er nur Brot und Kartoffeln wegließ. Dadurch, dass Eiweißüberfluss und aus dem Fettabbau stammende Ketonkörper (vgl. Seite 28) den zuvor unersättlichen Hunger stillten, kam es dabei sogar noch zu einer erträglichen Einschränkung der Gesamtkalorienaufnahme. Doch das Gefühl der unvollständigen Mahlzeiten – Schinken und Käse ohne Brot, Steak ohne Folienkartoffel, Verzicht auf süßes Obst als Nachtisch – lässt den Appetit auf Kohlenhydrate nicht gänzlich schwinden. Aus physiologischen Gründen, auf die wir später noch eingehen, wäre dies auf Dauer auch nicht gesund. Vielmehr kommt es darauf an, das Niveau und die Qualität Ihres Kohlenhydratverzehrs langfristig zu ändern. Es geht darum, den ungesunden Heißhunger auf die Kohlenhydrate zu zügeln, mit denen Sie sich bislang immer wieder hungrig gegessen haben und die Ihren Blutzucker- und Insulinhaushalt aus dem Gleichgewicht bringen.

Wir wissen heute, dass Verbote eher zum Diätabbruch führen als maßvolle und flexible Ernährungsempfehlungen.

Raus aus Ernährungstrott und Insulinfalle

Dabei kann der deutliche Abstand von bisherigen Essgewohnheiten überaus hilfreich sein, Ihre unguten Begierden zu bezwingen. Beginnen Sie Ihre persönliche Erfolgsdiät deshalb zunächst mit weitgehendem Verzicht auf stärke-

und zuckerreiche Lebensmittel. Wir nennen diese Phase Einstiegs- oder Akutphase. Essen Sie sich an normalen Portionen von Fisch, Fleisch, Geflügel, Eiern, Tofu, Käse, Aufschnitt, Meeresfrüchten und Nüssen jedoch stets in Kombination mit reichlich Gemüse und Salaten satt.

Innerhalb von zwei Wochen haben Sie gut sichtbar und ohne Leistungseinbußen abgenommen und Ihr Insulin wieder normalen Verhältnissen zugeführt. Eine vorhandene Insulinresistenz erledigt sich quasi von selbst, und der Heißhunger auf Kohlenhydrate schwindet, wenn Sie konsequent die stark insulinstimulierenden Kohlenhydrate vermeiden. Herkömmliche Diäten enden an dieser Stelle. Aber damit wäre der Misserfolg geradezu vorprogrammiert.

Dabeibleiben ist alles

Die Feststellung »Aller Anfang ist schwer« gilt für Diäten eher nicht. Egal, wie Sie es anfangen, ob mit Obsttagen, Diätshakes oder Eierkur, ein paar Pfunde werden Sie (fast) immer los. Auch wenn die Gewichtsreduktion hauptsächlich auf einen Wasserverlust zurückzuführen ist, die veränderte Anzeige auf der Badezimmerwaage belohnt und motiviert. Doch der eigentliche Erfolg stellt sich nur langfristig ein. Deshalb muss es beim Diäthalten heißen: Dabeibleiben ist schwer.

Das setzt allerdings voraus, dass wir unser Diätverständnis korrigieren. Diät wird meistens als zeitlich begrenzte Maßnahme verstanden, um das Körpergewicht durch Nahrungseinschränkung zu reduzieren. Das ursprüngliche griechische Wort »diaita« bedeutet jedoch so viel wie gesundheitsbewusste Lebensweise, die Ernährung, Bewegung und Einstellung umfasst. Deshalb darf keine Diät ohne Trainings- und Erfolgsstabilisierungsphase auskommen.

Nachdem Sie gelernt und erfahren haben, wie positiv es ist, sich von der ungünstigen Kohlenhydratflut bequemer Snacks, Backwaren, Süßigkeiten, Fast-Food-Favoriten und zuckersüßer Getränke zu befreien, dürfen und müssen Sie die richtigen Kohlenhydrate in Ihrem Speiseplan langsam wieder aufstocken.

Den Spielraum erweitern

Essen Sie mehr wasserreiches Obst und grobkörnige Vollkornprodukte. Bei konsequenter Bevorzugung von Kohlenhydratlebensmitteln aus dem grünen niedrig glykämischen Bereich halten Sie Ihr Insulin weiterhin in gesunden Grenzen, sind gut gesättigt und gleichbleibend leistungsfähig. Vergessen Sie aber die Mengenfrage nicht, die im Zusammenhang mit der glykämischen Belastung bereits ausführlich diskutiert wurde (vgl. Seite 53):

- Teller und Magen füllende Portionen sind nach wie vor nur bei Gemüse und Salaten erlaubt.
- Vollkornbrot, Nudeln al dente oder Basmatireis und Pellkartoffeln sind »dosierte« Beilagen.
- Wasserreiche, nicht zu süße Früchte sollten konzentriertem zucker- und stärkereichen Obst (Äpfel und Beerenfrüchte statt Bananen und Ananas) vorgezogen werden. Außerdem enthalten Früchte im Vergleich zu Gemüse mehr Kohlenhydrate, sodass auch deren glykämische Last zu beachten ist.
- Von proteinreichen Lebensmitteln darf es durchaus etwas mehr sein. Machen Sie Eiweiß zum Aktivposten Ihrer Erfolgsdiät.
- Mit Fett nicht geizen, sondern nach Mittelmeerländerart einfach ungesättigte und Omega-3-Fettsäuren bevorzugen (Oliven- und Rapsöl, Nüsse, Meeresfisch).

Das ist das gesunde Dauerprinzip und je mehr Sie körperlich aktiv werden, desto größer ist schließlich auch Ihre Kohlenhydratfreiheit.

SO BLEIBEN SIE MIT (S)LOW CARB AUF DAUER GESUND

Damit Sie mit Low carb und später dann mit Slow carb nicht nur auf Dauer abnehmen, sondern auch gesund bleiben, sollten Sie einige Punkte beachten.

Proteinreiche Kost – Fluch oder Segen für die Blutfettwerte?

Bei der protein- und fettreichen Atkins-Diät wurden verständlicherweise am meisten die Fettmenge und Fettqualität sowie die damit verbundene Cholesterinaufnahme kritisiert. Speck, Butter, Wurst und Eier galten geradezu als Feindbilder einer cholesterinbewussten und herzgesunden Ernährung. Inzwischen verkünden die Anhänger der ketogenen, strengen Low-carb-Diäten jedoch euphorisch: »Mehr Fett in der Ernährung verbessert die Blutfettwerte!«

↘ Ketogene Diät im wissenschaftlichen Test

Tatsächlich konnten neuere wissenschaftliche Studien bestätigen, dass ketogene Diäten zu einem besseren Blutfettprofil führen. Es kann zu einem Abfall der Neutralfette (Triglyzeridwerte) und zu einem Anstieg des gefäßschützenden HDL-Cholesterins im Blut kommen. Ebenfalls sanken im Tagesprofil erhöhte Blutzucker- und Insulinkonzentrationen – alles in allem Stoffwechselparameter, deren diätbedingte Verbesserung für ein verringertes Herz-Kreislauf-Risiko spricht. Vergleicht man auch den Gewichtsverlust zum einen unter fettarmer (Low fat) und zum anderen unter kohlenhydratarmer (Low carb) Diät, so schneidet das Prinzip Kohlenhydratreduzierung ebenfalls besser ab.

Auf dem medizinischen Prüfstand

Zur Frage der Begrenzung von Fettaufnahme oder Kohlenhydraten äußerten sich Jens Aberle und Heiner Greten vom Zentrum für Innere Medizin, Medizinische Klinik und Poliklinik I des Universitätsklinikums Eppendorf im Hamburger Ärzteblatt (6/2004) wie folgt: »Die Deutsche Adipositas-Gesellschaft empfiehlt in ihren aktuellen Leitlinien, das Energiedefizit durch eine Mischkost mit Restriktion der täglichen Fettaufnahme auf 60 g statt 130 g (Bundesdurchschnitt) zu erreichen. Zwei große Studien haben jedoch kürzlich gezeigt, dass durch eine kohlenhydratarme Kost mit Begrenzung der täglichen Kohlenhydrataufnahme auf 20 – 30 g über einen Zeitraum von sechs bzw. zwölf Monaten eine größere Gewichtsreduktion zu erzielen ist (vgl. Abbildung unten). Interessanterweise kam es hierbei trotz des in dieser Diätform enthaltenen hohen Anteils von Fetten nicht zu einem Anstieg metabolischer Parameter wie Triglyzeriden oder LDL-Cholesterin. Erklärbar ist dies durch eine stärkere Verminderung der Insulinresistenz im Vergleich zum fettreduzierten Studienarm. Langzeitbeobachtungen für kohlenhydratarme Diätformen liegen jedoch noch nicht in ausreichendem Maße vor.« Fragen Sie Ihren Arzt.

Die Nahrungsmittelauswahl optimieren

Um den Langzeiterfolg beider Diätformen zu verbessern (schließlich nähern sich die Gewichtskurven nach einem Jahr allmählich wieder an) und um eine zusätzliche Sicherheit im Sinne einer auf Dauer gesünderen Fettqualität zu gewährleisten, sollten Sie unserem Ratschlag »Slow carb statt Low carb« in Verbindung mit einer mediterranen Fettauswahl folgen. Durchhaltevermögen,

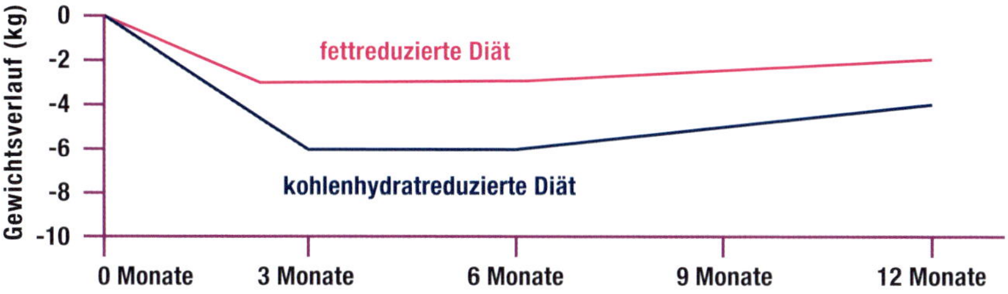

(nach Samaha et al., 2003)

Gewichtsverlauf bei Low fat und Low carb

Die Aussagekraft der Studien wird durch die hohen Aussteigerraten stark beeinflusst. Außerdem schaffen viele die strenge Kohlenhydratbegrenzung nicht und halten eher eine kohlenhydratkontrollierte Diät bis 120 Gramm Kohlenhydrate pro Tag ein.

Leistungsfähigkeit und Gesundheit profitieren gleichermaßen davon. Wir empfehlen, ganz konkret nach der Akut-/Einstiegsphase zur Stoffwechselumstellung und Normalisierung des Insulinhaushalts das hohe Proteinniveau auf Basis von

- Fisch – vor allem Meeresfisch,
- Fleisch und Geflügel,
- fettarmen Milchprodukten und/oder
- Sojaerzeugnissen sowie
- fettarm zubereiteten Eigerichten und Eierspeisen beizubehalten.

Mengenmäßig sättigen sollten Sie sich mit Gemüsen, Salaten, Hülsenfrüchten, wasserreichen Obstsorten und Vollkornprodukten.

Fette

Günstig	Sparsam
Olivenöl	Butter
Walnussöl	Sahne
Rapsöl	Wurst
Makrele	fettes Fleisch
Lachs	fettreicher Käse
Hering	Sahnetorte
Olive	Frittiertes
ungehärtete Margarine	Sahneeis
Nüsse	Eisbein
Samen	Fast Food
Kerne	

Kohlenhydrate

Günstig	Sparsam
Vollkornbrot	Weißbrot
Müsli	Zucker
Äpfel	Cola
Trockenobst	Limonade
Gemüse	Gummibärchen
Hartweizennudeln	Pommes frites
Pumpernickel	Honig
Pellkartoffeln	weißer Reis
Salat	Pops & Co.
Hülsenfrüchte	Marmelade
	Traubenzucker
	Dosenobst

Hitliste für Fette und Kohlenhydrate

Was jeweils links steht: macht fit. Was jeweils rechts steht: sparsam genießen.

Viel trinken ist wichtig

Wasser ist ein idealer Schlankmacher und wichtig für einen aktiven Stoffwechsel sowie die Gesundheit von Nieren, Herz und Kreislauf.

Mengenmäßig benötigt jeder Mensch mehr Wasser als feste Nahrung. Das gilt natürlich auch bei der Ernährung nach dem Slow-carb-Prinzip. In der Akutphase darf es sogar noch etwas mehr Flüssigkeit sein als jene zwei Liter, die man normalerweise täglich trinken sollte. Trinken Sie eher zweieinhalb bis drei Liter täglich, um die vermehrt anfallenden Stoffwechselzwischenprodukte des Fettabbaus auszuscheiden. Aber auch danach sollten Sie tief ins (Wasser-)Glas schauen, um die Nierenfunktion bei der maßvoll erhöhten Proteinaufnahme zu unterstützen.

↘ Wasser trinken macht schlank

Neue wissenschaftliche Erkenntnisse sprechen für weitere Vorteile von reichlich Wassertrinken. Auf nüchternen Magen getrunken können zwei Liter Wasser, die in 0,5-Liter-Portionen jeweils vor den Mahlzeiten konsumiert werden, den Stoffwechsel ankurbeln und so einen zusätzlichen Mehrverbrauch von 100 Kilokalorien bewirken – und das zum Null-Kalorien-Tarif. Der vermehrte Energieumsatz infolge Wassertrinkens kann mit einer Stimulation des sympathischen Nervensystems erklärt werden, das heißt der Stoffwechsel ingesamt wird angekurbelt.

Leichter mit Ballast

Was das Wasser für die Nierenfunktion ist, können Ballaststoffe – ebenfalls in Verbindung mit reichlich Wasser – für die Funktionserhaltung unseres Darms leisten. Ballaststoffe sind von Natur aus Begleiter kohlenhydrathaltiger Lebensmittel. Werden diese verknappt oder fast ganz eingeschränkt, kommt es zwangsläufig zu einem Mangel dieser pflanzlichen Faser-, Quell- und Füllstoffe. Dies kann zu Darmträgheit führen. Nichts ist aber dem Durchhaltevermögen während einer Diät abträglicher als Stuhlverstopfung und damit verbundene Missempfindungen. Außerdem sind Ballaststoffe wichtige Sattmacher und Gesundheitsschützer, die den Fettstoffwechsel und Blutzucker positiv beeinflussen und für eine gesunde Darmflora sorgen.

In der Akutphase einer Low-carb-Diät, die als pflanzliche Lebensmittel ausschließlich Gemüse, Salate und Kräuter enthält, kann die wünschenswerte Höhe der Ballaststoffaufnahme von mindestens 30 Gramm am Tag nicht gewährleistet werden. Deshalb empfehlen wir eine nahrungsergänzende Ballaststoffaufnahme in Form von Leinsaat, Pektin, Inulin (bzw. Oligofruktose) und/oder Psyllium. Entsprechende Produkte bekommen Sie in Apotheken, Drogerieabteilungen und Reformhäusern. Trinken Sie aber reichlich Wasser dazu, damit die Ballaststoffkonzentrate auch ihre Wirkung entfalten können. Eine praktische Lösung bietet auch ein Ballaststoff-Sojaeiweiß-Drink aus dem Reformhaus. Er enthält lösliche Ballaststoffe und ist zusätzlich mit lebensnotwendigen Mikronährstoffen angereichert, die während der Einstiegsphase der Diät zu kurz kommen können, aber für den Diäterfolg besonders wichtig sind: Jod, Magnesium, Zink, Chrom und B-Vitamine einschließlich Folsäure. Der schmackhafte Drink enthält natürliches Vanillearoma. Vanille schmeckt nicht nur gut, sondern unterdrückt auch Hungerattacken. Zudem stillt das Getränk die Lust auf Süßes.

Wenn Sie in den Phasen II und III der Diät zusätzlich zu den Gemüsen wasserreiches Obst, kernige und grobkörnige Vollkornprodukte sowie Hülsenfrüchte essen dürfen, bekommen Sie in der Regel genügend wasserlösliche (Quellstoffe) und unlösliche Ballaststoffe für eine gesunde Darm- und Stoffwechselfunktion.

Übrigens: Die quellfähigen Ballaststoffe in Obst und Gemüse oder der Barriereeffekt der Ballaststoffe in den Randschichten von ganzen Getreidekörnern sind der Grund für den niedrigen glykämischen Index dieser Lebensmittel.

↘ Ballaststoffe senken die Energiedichte

Volumen-, ballaststoff- und wasserreiche Lebensmittel setzen die Energiedichte der Nahrung herab. Statt konzentrierter Kohlenhydratenergieträger wie Stärke (Brot, Kartoffeln, Reis etc.) und Zucker (z. B. Limonaden) sollten wir lieber reichlich Gemüse, Salate, Hülsenfrüchte und nicht zu süßes Obst essen. So wird aber nicht nur die Energiedichte der Nahrung herabgesetzt, sondern auch die Sättigungswirkung deutlich erhöht. Das trifft selbst für ein keineswegs fettarmes Gericht wie einen griechischen Salat zu. Oliven, Olivenöl und Fetakäse werden in ihrem Volumen und ihrer Energiedichte durch Salatblätter, Tomaten, Paprika und Zwiebeln erheblich gestreckt.

Pflanzlicher Gesundheitsschutz

Ein weiteres ganz starkes Argument dafür, dass pflanzliche Lebensmittel nicht völlig vom Speiseplan gestrichen werden dürfen, ist ihr Gehalt an bioaktiven gesundheitsfördernden Pflanzenstoffen, wie z. B. Carotinoide und Polyphenole. Diese Gesundheitsschützer aus Gemüse und Früchten wirken als Antioxidanzien bei der Abwehr zellschädigender Freier Radikale und beugen wie die Ballaststoffe Herz-Kreislauf- und Krebserkrankungen vor.

In nahezu allen Pflanzen befinden Sie natürliche Schutz- und Abwehrstoffe. Essen Sie daher möglichst »bunt« – dann sind Sie mit Sicherheit gut geschützt!

Die bekannte Präventionskampagne »Fünf am Tag«, die zum täglichen Verzehr von mindestens fünf Portionen Gemüse und Obst rät, hat ganz wesentlich mit diesen bioaktiven Substanzen in unseren pflanzlichen Fitmachern zu tun. Essen Sie also auch in der Einstiegsphase Ihrer Low-carb-Diät stets genügend Gemüse wie Blattsalate, Spinat, Mangold, Paprika, Brokkoli, Zucchini, Tomaten, Kohlgemüse, grüne Bohnen, Hülsenfrüchte und Sprossen sowie frische und tiefgefrorene Küchenkräuter aller Art. Später kommen dann Äpfel, Beerenfrüchte, Kirschen und Orangen hinzu.

Ebenfalls empfehlenswert: Neben Wasser reichlich grünen Tee (nur schwach gesüßt) trinken. Dieses asiatische Gesundheitsgetränk und modernes Wellnesselixier ist besonders reich an antioxidativen phenolischen Inhaltsstoffen.

Folsäure schützt Low-carb-Esser

Neben den bekannten Risikofaktoren wie erhöhten Blutcholesterin- und Blutdruckwerten sowie Rauchen wird ein erhöhter Homocysteinspiegel im Blut heute als zusätzlicher eigenständiger Risikofaktor für Herzerkrankungen angesehen. Homocystein wird im menschlichen Organismus aus der schwefelhaltigen Aminosäure Methionin gebildet, die reichlich in eiweißreichen Lebensmitteln wie Fleisch, Eiern und Käse vorkommt. Das Risiko koronarer Herzerkrankungen erhöht sich mit steigendem Homocysteinspiegel linear.

Ein deutlich erhöhter Homocysteinspiegel im Blut ist vor allem bei jungen Patienten ohne sonstige Risikofaktoren verantwortlich für eine frühzeitige Arteriosklerose. Allerdings handelt es sich dabei um eine angeborene Stoffwechselkrankheit, bei der die Homocysteinwerte um das Vierfache der Norm erhöht sind. Ein genetisch bedingter deutlich erhöhter Homocysteinspiegel im Blut ist einer Hypercholesterinämie (erhöhte Blutkonzentration des Cholesterins) als Risikofaktor sicherlich gleichzusetzen.

Homocystein in Schach halten

Zurzeit wird von verschiedenen Arbeitsgruppen untersucht, ob auch eine leichte bis mittlere Erhöhung des Homocysteinspiegels im Blut bereits ein Risiko darstellt. Neben der Veranlagung kann auch eine Mangelernährung oder eine Kombination der beiden Umstände der Grund für zu viel Homocystein im Blut sein. So haben bereits junge Menschen mit einem Mangel an bestimmten B-Vitaminen einen erhöhten Homocysteinspiegel. Raucher weisen ebenfalls höhere Werte auf. Homocystein kann einerseits die nachteilige Oxidation von LDL-Cholesterin fördern, andererseits verstärkt es auch die Neigung zur Blutgerinnung.

↘ Fleisch und Gemüse – eine ideale Kombi

Fleisch (außer Innereien), aber auch Milch und Milchprodukte sind arm an Folsäure. Fleischesser und Menschen, die viel tierische Proteine essen, brauchen deshalb Gemüse, um genügend Folsäure aufzunehmen. Die »Mitstreiter« von Folsäure bei der Homocysteinsenkung, das heißt die Vitamine B_6 und B_{12}, sind dagegen eher bei streng vegetarischer Kost (vegane Ernährung) kritisch, Vitamin B_{12} kommt praktisch nur in tierischen Lebensmitteln vor. Gemeinsam verzehrt ergänzen sich diese beiden Lebensmittelgruppen in idealer Weise. Gesundheit und Genuss kommen zusammen.

Der Zusammenhang zwischen Homocystein und B-Vitaminen stellt sich wie folgt dar. Die drei B-Vitamine Folsäure, B_6 und B_{12} sind am Abbau der »toxischen Aminosäure« Homocystein beteiligt. Daher liegt der Gedanke nahe, durch die Gabe der am Homocysteinabbau beteiligten B-Vitamine den Blutspiegel zu senken. Verschiedene Studien zeigen, dass dies möglich ist und sich mit den durchschnittlichen Zufuhrempfehlungen von 400 Mikrogramm Folsäure pro Tag ein messbarer Effekt erzielen lässt. Dabei ist im Wesentlichen die Folsäure für die Senkung des Homocysteinspiegels verantwortlich, während den Vitaminen B_6 und B_{12} eher eine zusätzlich verbessernde Wirkung zukommt.

Bei der gegenwärtig üblichen Durchschnittskost in mitteleuropäischen Ländern ist die Versorgung mit Folsäure oft kritisch. Schon die empfohlenen Mengen an B-Vitaminen senken jedoch den Homocysteinspiegel und beeinflussen dadurch einen wichtigen Risikofaktor positiv. Es lohnt sich daher in jedem Fall, bei den B-Vitaminen auf eine umfassende und sichere Nährstoffversorgung zu achten. Die besten Quellen stehen im Kasten auf dieser Seite.

Essen Sie täglich eine große Portion folatreicher Blattsalate und schonend gedünsteter Gemüse.

Die besten Nahrungsquellen für Folsäure

Wie Vitamin C sind Folsäureverbindungen aus der Nahrung – auch Folate genannt – besonders empfindlich gegenüber Wasser, Licht und Wärme. Bei der Lagerung und beim Kochen sinkt der Folsäuregehalt in den Lebensmitteln deshalb schnell.

Gute Folatquellen sind Spinat, Mangold, Brokkoli, Grünkohl, Rosenkohl, grüne Blattsalate (z. B. Feldsalat, Endivie), Tomaten, Hülsenfrüchte, Vollkornprodukte, Zitrusfrüchte, Erdbeeren, Kirschen und Orangensaft.

Optimales Mineralstoffverhältnis

Unsere steinzeitliche Urnahrung schnitt nicht nur hinsichtlich Fettsäuremuster und Kohlenhydratqualität besser ab. Auch die Balance der Mineralstoffe Natrium, Kalium und Magnesium war günstiger.

Weniger Salz in die Suppe

Es gehört aufgrund der Lebensbedingungen unserer Vorfahren zu unserem Erbe, dass wir Süßes, Fettes (= Kalorienreiches) und Salziges instinktiv bevorzugen. Süßes signalisiert uns zuträgliche Nahrung, die leicht verwertbare Energie liefert. Fett bringt viel (speicherbare) Energie für schlechte Zeiten. Salz, ein Gemisch der beiden lebensnotwendigen Mineralstoffe Natrium und Chlorid, war in der Steinzeit knapp. Es ist aber für die Aufrechterhaltung bestimmter Körperfunktionen (Wasserhaushalt) unentbehrlich. Die Fähigkeit, Salz zu schmecken und zu finden, sicherte das Überleben.

Spätestens seit der Industrialisierung und gerade in unserer heutigen Wohlstandsgesellschaft gibt es jedoch von allem im Überfluss. Jetzt gereichen die für das Überleben genetisch bedingten geschmacklichen Vorlieben dem zum Nachteil, dessen Bedarf an Nahrungsenergie und Salz durch weniger körperliche (schweißtreibende) schwere Arbeit rückläufig ist. Denn ein Zuviel an Salz kann zu Bluthochdruck führen, überschüssige Energie steigert das Risiko für Herz-Kreislauf-Erkrankungen weiter.

Das früher kostbare Salz (»weißes Gold«) ist heute billige Massenware. Und in Massen wird es auch verwendet. Statt die Suppe mit an Aromen reichen und gesundheitsfördernden Kräutern und Gewürzen geschmacklich zu verbessern, fällt den meisten nur der Griff nach dem Salzstreuer ein. Nicht selten ist mangelnde Kochkunst mit daran schuld. Zu lange gegartes Gemüse zerfällt, ist ausgelaugt und schmeckt fad. Wen wundert es dann noch, wenn insbesondere in Kantinen auf jedem Tisch der Salzstreuer steht und der Tischgast das Essen meist, ohne es überhaupt probiert zu haben, kräftig nachsalzt.

Mit Kalium und Magnesium das Natrium in Schach halten

Insgesamt resultiert aus Würz- oder besser Salzgewohnheiten und hohem Salzgehalt verarbeiteter Lebensmittel, dass wir heute drei- bis sechsmal so viel Natrium(chlorid) aufnehmen wie Kalium. In der ursprünglichen Ernährung des Menschen dominierte dagegen Kalium. Dieses Missverhältnis von Natrium zu Kalium wird unter anderem auch als Mitursache für den weit verbreiteten Bluthochdruck angesehen.

Kalium und das ebenfalls an der Blutdruckregulation beteiligte Magnesium sind die typischen Mineralelemente pflanzlicher Lebensmittel wie Gemüse, Vollkorn, Hülsenfrüchte und Obst. Wir empfehlen aus diesem Grund einmal mehr vor allem reichlich Gemüse und richtig dosiert Vollkornprodukte und wasserreiche Früchte.

Um den Eigengeschmack frisch zubereiteter Lebensmittel zu erhalten, sollten Sie diese knapp gar (al dente/mit Biss) dünsten oder mit kurzer Gardauer im Wok oder Tontopf zubereiten. Kürzere Kochzeiten und wenig Kochwasser erhalten die Konsistenz und den günstigen glykämischen Index. Außerdem werden natürliche Aromen und Vitamine sowie wasserlösliche Mineralstoffe wie Kalium und Magnesium geschont. Dementsprechend kommt eine solche Aromaküche, unterstützt durch kenntnisreichen und phantasievollen Kräuter- und Gewürzeinsatz, auch mit der sprichwörtlichen Prise Salz aus. Die Balance von Natrium, Kalium und Magnesium stimmt wieder – Ihrer Gesundheit und Leistungsfähigkeit zuliebe.

Die Grundprinzipien der Feinschmeckerküche garantieren Genuss und Gesundheit zugleich.

Säure-Basen-Haushalt

Eine proteinreiche Ernährung mit vielen eiweißreichen Lebensmitteln ist in den Ruf geraten, säurebildend zu wirken. Insbesondere tragen dazu tierische Eiweißträger mit hohem Gehalt an den schwefelhaltigen Aminosäuren Methionin und Cystein bei. Diese Eiweißbausteine finden sich in größeren Mengen unter anderem in Eiern, Fleisch, Käse und Fisch. Proteinreiche Low-carb-Diäten können deshalb zur Säurebelastung und leichten Ungleichgewichten der für Gesundheit und Leistungsfähigkeit wichtigen Säure-Basen-Balance führen. Es gibt gute Gründe zu der Annahme, dass die ausgleichende Wirkung von Gemüse und Obst auf den Säure-Basen-Haushalt ein weiterer wichtiger Ernährungsbeitrag zur Krankheitsprävention und gleichzeitig Erklärungsansatz für den gesundheitsschützenden Effekt von reichlich Gemüse im Slowcarb-Speiseplan ist. Wir ergänzen Proteinreiches von Anfang an damit.

Ein Säureüberschuss stört den Kalziumhaushalt

Aus der Physiologie ist bekannt, dass die Säureausscheidung mit dem Urin im direkten Zusammenhang mit der Kalziumausscheidung steht. Je mehr Säure anfällt, desto mehr Kalzium geht verloren. Bereits ein leichter Rückgang des arteriellen Blut-pH-Wertes – durchaus noch im normalen Bereich – kann zu einer gesteigerten Kalziumausscheidung über die Nieren und zu einer negativen Kalziumbilanz führen. Der Knochen reagiert besonders empfindlich auf leichte pH-Wert-Veränderungen. Die Knochensubstanz ist aufgrund des Vorhandenseins von alkalischen Kalziumsalzen ein großes Basenreservoir. Bei Zunahme der Säurebelastung werden diese Salze zur Pufferung mobilisiert. Ein Säureüberschuss hat demzufolge einen negativen Einfluss auf den Kalziumhaushalt und die Knochengesundheit. Dies ist insbesondere aufgrund der ohnehin kritischen Kalziumversorgung ungünstig im Hinblick auf das zunehmende Osteoporoserisiko in der Bevölkerung. Das Thema Säure-Basen-Haushalt bekommt also im Zusammenhang mit der Knochengesundheit eine ganz neue Bedeutung und gewichtige Dimension.

↘ Sonnenlicht als Knochenschutz

Ausreichend Bewegung im Freien, damit das für den Kalziumhaushalt und Knochenstoffwechsel wichtige Vitamin D unter der Einwirkung von UV-Strahlen in der Haut gebildet wird, schützt ebenfalls vor Osteoporose. Außerdem stärkt regelmäßige Bewegung die Knochen.

Säure-Basen-Balance

Interessant sind auch die Überlegungen zum veränderten Kalium- zum Natriumverhältnis bzw. Basen- zum Chloridverhältnis in der modernen Ernährung gegenüber der ursprünglichen Ernährungsweise des Menschen. Einem Überschuss an Kochsalz (Natriumchlorid) steht heute ein relativer Rückgang der Kaliumaufnahme entgegen. Wir essen mehr verarbeitete und haltbar gemachte Lebensmittel, die die Natriumaufnahme erhöhen, und weniger unverarbeitete kaliumreiche pflanzliche Lebensmittel. Wünschenswert ist dagegen eine Umkehr in Richtung der ursprünglichen Verhältnisse, das heißt eine deutliche Anhebung der Aufnahme von alkalischen Kaliumverbindungen gegenüber dem Kochsalzverzehr, um nicht zuletzt einer leichten metabolischen Übersäuerung mit ernsthaften Konsequenzen für den Kalziumstoffwechsel, die Knochengesundheit, aber auch die allgemeine Leistungsfähigkeit durch vermehrten Gemüse und Obstgenuss vorzubeugen.

↘ Wertvolle Kalziumquellen

Kalzium steckt neben Milch und Milchprodukten sowie mit Kalzium angereicherten Sojaprodukten wie Sojadrinks, -desserts und -joghurts auch in vielen grünen Gemüsesorten sowie im Mineralwasser (auf das Etikett achten: mindestens 150 mg/l sind ein guter Anhaltspunkt).

Trotz der deutlich höheren Proteinzufuhr der Steinzeitkost war aber gleichzeitig für einen genügend hohen Basenausgleich gesorgt. Neben tierischem Protein gab es genügend Gemüse, Wurzeln, Wildkräuter, Beeren etc., während heute stark verarbeitete Produkte und hochkonzentrierte Energieträger diese basenüberschüssigen Lebensmittel vom Speiseplan verdrängt haben. Hinzu kommt, dass auch Getreideprodukte säureüberschüssig sind. Da wiederum nicht Eiweißverzicht, sondern nur eine genügend hohe Proteinaufnahme die Knochen stärkt, kann die logische Konsequenz aus dieser Ausführung nur heißen: Proteinbetont essen und auf die richtige Begleitung in Form von viel Gemüse, Salaten und wasserreichen Früchten achten. Diese sind wichtiger als große Portionen von Brot und Getreidebeilagen. Und »kräutern« Sie lieber, als nur zu salzen.

Auch die Herkunft des Proteins spielt eine Rolle. Eine Studie, in der Freiwillige zwar alle die gleiche Menge, aber von verschiedenen Proteinquellen stammendes Kalzium zu sich nahmen, zeigt, dass die Kalziumausscheidung über den Urin nach Sojaproteinaufnahme um 33 Prozent (50 Milligramm) geringer ist als nach dem Verzehr von ausschließlich tierischen Proteinen.

Für die geringere Kalziumausscheidung nach Sojaproteinverzehr spricht der geringere Gehalt an schwefelhaltigen Aminosäuren (Eiweißbausteinen) im Sojaeiweiß im Vergleich zu tierischen Proteinen. Diese Sojaeiweißeigenschaft könnte dann zusammen mit den östrogenähnlichen Sojaisoflavonen den günstigen Einfluss auf den Kalziumhaushalt erklären. Eine aktuelle, im Jahr 2003 veröffentlichte Studie zeigte, dass gerade Frauen in der Postmenopause, die nicht mit der Hormonersatztherapie behandelt wurden, in diesem Zusammenhang wahrscheinlich den größten Nutzen vom Sojaverzehr haben.
Die Verminderung der Kalziumausscheidung über die Nieren ist bei der Osteoporosebekämpfung vielleicht genauso wichtig wie die Sicherung der Kalziumaufnahme mit der Nahrung. Planen Sie deshalb mehr Hülsenfrucht- und Sojarezepte in Ihren proteinbetonten Slow-carb-Diätplan ein.

Slow carb für die gute Laune

GLYX und Glück passen zusammen – nicht so dagegen eine allzu starke Kohlenhydratverknappung. Die Gegner von Low carb führen an, dass ein Mangel an Kohlenhydraten die Produktion der Wohlfühlsubstanz Serotonin im Gehirn herabsetzt. Dieser hormonähnliche Nervenbotenstoff gibt uns das Gefühl der Sättigung und regelt die Stimmung. Verbunden mit dem Serotoninmangel ist eine depressive Stimmung. Gerade Frauen mit ihren von Natur aus niedrigeren Serotoninspiegeln reagieren daher möglicherweise auf strenge Low-carb-Diäten mit Süß- und Heißhunger auf alles Kohlenhydratreiche und vertragen diese Kostform schlechter. Ja, es scheint Menschen zu geben, die nach stark reglementierten Diäten à la Atkins zu regelrechten »Kohlenhydratlechzern« werden. Deshalb raten wir auch zur Kohlenhydrataufstockung in der Trainings- und Stabilisierungsphase unserer Diät in Form der richtigen langfristig wirksamen Kohlenhydrate. Wenn Sie in der Akutphase Abstand genommen haben vom ungesunden Heißhunger auf hochglykämische Kohlenhydrate, können Sie mit maßvollem Kohlenhydratniveau und günstigem glykämischen Index sowohl für einen ausgewogenen Insulinhaushalt als auch eine ausgeglichene Stimmungslage sorgen. Nicht nur Schokolade und Süßigkeiten, sondern auch Nudeln machen glücklich. Die Bezeichnung »Makkaroni« soll übrigens vom griechischen Wort »makarios« (= der Glückliche) stammen. Lenken Sie Ihren gesunden Kohlenhydrathunger also in die richtige Richtung, indem Sie GLYX-bewusst genießen.

Wie hängen Essen und Stimmung zusammen?

Der Baustein für die Serotoninbildung im Gehirn ist die Aminosäure Tryptophan, also ein Eiweißbaustein aus der Nahrung. Eigentlich müsste infolge eiweißreicher Ernährung alles bestens funktionieren. Aber ganz so einfach ist das nicht. Es geht nämlich um die Tryptophanverfügbarkeit für das Gehirn oder genauer gesagt um den Tryptophantransport durch die so genannte Blut-Hirn-Schranke. Und dafür muss erst die richtige Weiche gestellt werden, an der das Stoffwechselhormon Insulin entscheidend beteiligt ist. Die durch eine kohlenhydrathaltige Mahlzeit bewirkte Insulinausschüttung erleichtert aufgrund komplizierter physiologischer Vorgänge den Einstrom von Tryptophan ins Gehirn, und die Serotoninbildung wird gesteigert. So sind Nahrungskohlenhydrate eine unabdingbare Voraussetzung für eine ausgeglichene Psyche. Allerdings können diejenigen, die nicht so gerne Süßes essen, den harmonisierenden Serotonineffekt scheinbar auch mit Fett erreichen. Sie fühlen sich dann auch mit einem Stück (fetten) Käse wohler. Wenn nach Fettverzehr im Blut die freien Fettsäuren ansteigen, können diese ebenfalls die Verfügbarkeit von so genanntem freien Tryptophan für die Serotoninsynthese im Gehirn verbessern. Jetzt wissen Sie vielleicht auch, warum manche Menschen auf Schokolade so positiv reagieren. Sie enthält beides: Fett und Zucker.

Gönnen Sie sich ruhig einmal ein Stück dunkle Schokolade. »Bitterschokolade« hat den niedrigsten GLYX-Faktor.

Essen Sie sich schlank mit (S)low carb – die besten Rezepte

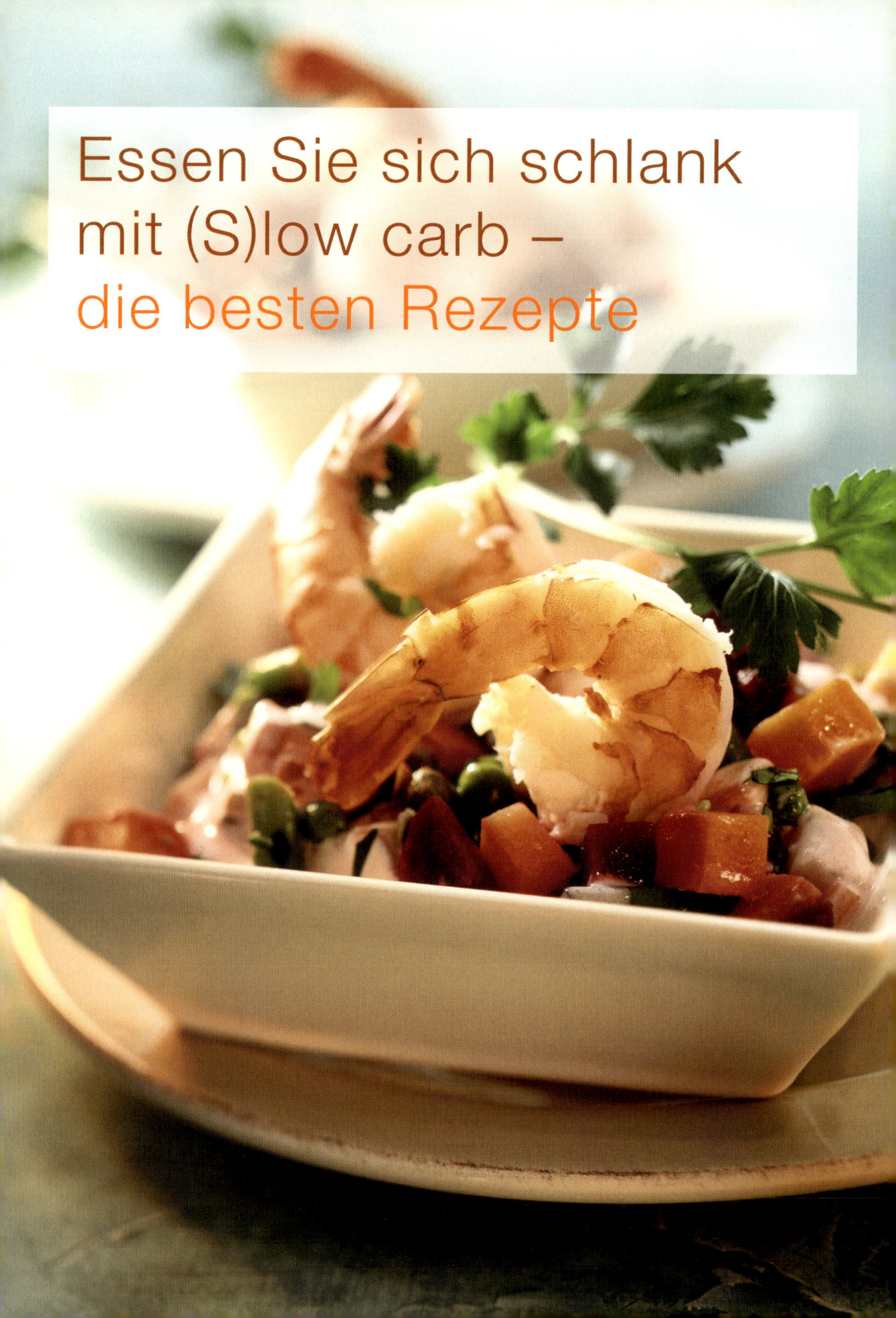

DAUERHAFT SCHLANK IN DREI PHASEN

Auf dem Weg zu einer kohlenhydratbewussten, proteinbetonten und fettgesunden Ernährung durchlaufen Sie drei Phasen.

Eine für das Gros der Anwender günstige Nährstoffrelation kann in der Stabilisierungsphase bei 40 bis 45 Energieprozent Kohlenhydrate, 30 bis 35 Energieprozent Fett und 20 bis 25 Energieprozent Protein liegen.

Phase I – die Akut- bzw. Startphase

Bei diesem ersten »Schritt« kommt es innerhalb von zwei Wochen zu einer deutlichen Einschränkung der Nahrungskohlenhydrate. Ausdrücklich erlaubt und empfohlen sind nur Gemüse, Salate und Hülsenfrüchte – alles niedrigglykämische Lebensmittel. Diese Einstiegsvariante ist Low carb, weil auf Brot und Getreideprodukte, Kartoffeln, Zucker, süßes Obst sowie zuckerreiche Lebensmittel und Getränke konsequent verzichtet wird. Satt essen dürfen Sie sich an proteinreichen Lebensmitteln (mit gesunden Nahrungsfetten).

Trinken Sie in der Startphase mindestens zwei Liter Wasser am Tag – vor allem auch dann, wenn Sie zwischendurch ein leichtes Hungergefühl verspüren. Ziel ist es, Insulinniveau und -wirkung zu verbessern, den Hunger in den Griff zu bekommen und den Fettabbau zu forcieren.

Phase II – die Trainings- und Stabilisierungsphase

Nach erfolgter Stoffwechselumstellung müssen Sie in der 2- bis 4-wöchigen Stabilisierungsphase herausfinden, welche Kohlenhydratmenge und -qualität für Sie optimal sind. Bleiben Sie beim Prinzip der Eiweißbetonung und Bevorzugung von gesunden Fetten. Jetzt dürfen Sie aber Ihren Obstkonsum steigern und auch maßvolle Mengen an Vollkornprodukten und anderen Lebensmitteln essen, die im niedrigen bis mittleren glykämischen Indexbereich liegen (siehe Tabelle Seite 49 f.).

Wenn der kleine Hunger kommt

Eventuell zwischendurch aufkommenden Hunger können Sie beispielsweise mit einem Apfel oder gut sättigenden Protein-Fett-Snacks, z. B. zwei bis drei Käsewürfeln, fünf bis sechs Oliven, einer kleinen Hand voll ungesalzener Nüsse – vorzugsweise Walnüsse oder Sojakerne – oder ein paar kleinen Scheiben luftgetrockneter Salami, stillen. Und vergessen Sie das Trinken nicht. Auch ein Glas Wasser – schluckweise getrunken – ist eine gute Sättigungshilfe.

Phase III – Dauerphase »Nie mehr Diät«

Wenn Sie Ihren Stoffwechsel erfolgreich umgestellt und Ihren Kohlenhydratverzehr in gesunde Bahnen gelenkt haben, kommt es jetzt in Verbindung mit genügend Alltags- und sportlichen Aktivitäten darauf an, den Abnehmerfolg auf Dauer zu halten. Dafür sind neben den Prinzipien aus Phase II auch Strategien zur Vermeidung von Rückfällen und zum Ausgleich von Fehlern nötig. Es ist dabei kein Problem, gelegentlich (!) bei Festen, Feiern, Einladungen oder einfach mal so über die Stränge zu schlagen. Wenn Sie beispielsweise einmal die Lust überkommt und Sie ein großes Stück Obsttorte oder zwei Scheiben Hefegebäck mit reichlich Marmelade zum Frühstück am Sonntagmorgen genießen, dürfen Sie kein schlechtes Gewissen entwickeln, denn diese hochglykämischen Lebensmittel sind ja nicht wirklich verboten. Machen Sie einfach am nächsten Tag konsequent mit den Prinzipien aus Phase II weiter. Sie können im Bedarfsfall auch einfach einmal einen Eiweißtag einlegen. Rühren Sie sich dafür hochwertige Soja- und Milchproteinkonzentrate mit nachgewiesenem niedrigem glykämischen Index aus der Apotheke an. Verzehren Sie diese gut schmeckenden und sättigenden Proteinshakes in drei bis fünf Portionen schluckweise über den Tag verteilt. Dazu können sie noch ein bis zwei Liter Wasser trinken.

Damit Sie bei häufigem Essen außer Haus – sei es beruflich oder privat – nicht allzu oft ins »Fettnäpfchen« hoher glykämischer Index und hohe glykämische Last treten, haben wir eine Reihe bewährter Empfehlungen für den Restaurantbesuch am Ende des Buchs für Sie zusammengestellt.

PHASE I

In der Phase I sollen der Blutzucker- und Insulinhaushalt wieder in gesunde Bahnen gelenkt werden und die verloren gegangene Insulinempfindlichkeit wiederhergestellt werden. Die Einschränkung der Nahrungskohlenhydrate soll dabei helfen. Ein echter Glücksfall ist, dass der Körper anders als bei Fett keine großen Kohlenhydratspeicher anlegen kann. Denn Kohlenhydrate werden als Glykogen in Leber und Muskulatur gespeichert und schnell wieder verbraucht. Daher gibt es keine »Altlasten«.

Erlaubt und zeitweise verboten

Die Einschränkung der Kohlenhydrate bedeutet natürlich, dass nicht alle Lebensmittel erlaubt sind. Folgende Nahrungsmittel bleiben in der Umstellungsphase tabu:

Kohlenhydrate mit hohem GLYX bzw. GL, das heißt stärkehaltige Produkte, wie Brot, Nudeln, Reis, Mehlspeisen, Gebäck, zuckerhaltige Fertigprodukte, süße und stärkehaltige Früchte und Fruchtsäfte sowie Speiseeis, Fruchtjoghurt, Milch und Desserts. Ebenfalls empfohlen ist der Verzicht auf Alkohol.
Aber nur nicht verzweifeln, denn es bleibt noch genug übrig, um den Speiseplan abwechslungsreich, gesund und schmackhaft zu gestalten.

Frühstück
Erlaubt sind beispielsweise Eier in allen Variationen – ob gekocht, als Spiegelei oder als Rühreier (möglichst mit vielen Kräutern, aber auch mit Champignons, Speck, Schinken oder Lachs). Auch viele (Frisch-)Käsesorten sind gestattet, z. B. Hüttenkäse, Magerquark, Cheddar, Fetakäse, Mozzarella, Ricotta, Provolone, Bel Paese, Parmesan oder Grana Padano. Als Getränke für die erste Mahlzeit am Tag empfehlen sich Kaffee oder Tee mit etwas Magermilch oder Kräutertees mit wenig Süßstoff sowie Gemüsesäfte ohne Zucker.

Zwischenmahlzeiten
Für Snacks zwischendurch stehen Tomate mit Mozzarellakäse, Hüttenkäse, in Happen geschnittener fettreduzierter Käse oder Schinken, Rohkost, Grillhähnchen ohne Haut und Fett, Garnelen mit Mayonnaisedip, Gurken- oder Zucchinischeiben mit Parmesankäse, Gemüsesäfte oder, wenn es einmal schnell gehen muss, einfach zwei Esslöffel Nüsse (z. B. Erdnüsse, Pistazien oder Pekannüsse) zur Verfügung.

Mittagessen
Zum Mittagessen dürfen Fisch, Geflügel oder Fleisch gegessen werden. Dazu oder stattdessen gibt es viel Salat und Gemüse, Tofu oder Seitan (siehe Info Seite 109).

Abendessen
Das Abendessen besteht aus Fisch, Meeresfrüchten oder fettarmem Fleisch. Dazu isst man wie beim Mittagessen viel Salat und Gemüse.
Zur Zubereitung der Speisen dürfen und sollen hochwertige, gesunde Fette wie Olivenöl und Rapsöl verwendet werden.

Sieben Frühstücke für Phase I

Das Frühstück ist für einen guten Start in den Tag unverzichtbar. Das gilt natürlich auch für die Ernährung nach (S)low carb. Die folgenden Rezeptideen erleichtern Ihnen den Einstieg in die Phase I.

Nussiger Hüttenkäse

Für 2 Portionen; Zubereitungszeit 5 Minuten

Nährwerte pro Portion
257 kcal/1078 kJ
33 g Eiweiß
11 g Fett
7 g Kohlenhydrate

400 g magerer Hüttenkäse
50 g Leinsaat
1/2 Bund Schnittlauch

1. Den Hüttenkäse mit der Leinsaat vermischen und auf zwei Portionsschalen verteilen.
2. Den Schnittlauch waschen, trockenschütteln und in Röllchen schneiden. Die Schnittlauchröllchen über den Hüttenkäse streuen.

Power-Quarkrollen

Für 2 Portionen; Zubereitungszeit 10 Minuten

Nährwerte pro Portion
217 kcal/908 kJ
32 g Eiweiß
4 g Fett
12 g Kohlenhydrate

1 kleine Salatgurke
1/2 Bund Schnittlauch
250 g Magerquark
Salz
schwarzer Pfeffer
6 dünne Scheiben Kochschinken (etwa 150 g)
1 rote Paprikaschote

1. Die Salatgurke schälen und auf einem Küchenhobel fein raspeln. Den Schnittlauch waschen, trockenschütteln und in feine Röllchen schneiden. Gurkenraspeln und Schnittlauchröllchen mit dem Quark verrühren. Mit Salz und Pfeffer würzen.
2. Die Hälfte des Quarks auf die Schinkenscheiben verteilen. Aufrollen und je drei Schinkenröllchen auf einen Teller legen.
3. Die Paprika waschen, von Stiel, Kernen sowie weißen Innenstegen befreien und in Streifen schneiden.
4. Den restlichen Quark zu den Schinkenröllchen reichen und mit Paprikastreifen dippen.

Lachsrühreier mit Dill

Für 2 Portionen; Zubereitungszeit 20 Minuten

100 g Räucherlachs
4 Stängel Dill
1 Schalotte
4 Eier (Größe L)
1 EL Rapsöl
Meersalz
schwarzer Pfeffer

Nährwerte pro Portion

339 kcal/1421 kJ
27 g Eiweiß
25 g Fett
1 g Kohlenhydrate

1. Den Räucherlachs in feine Streifen schneiden. Den Dill waschen und trockenschütteln. Die Blättchen von den Stängeln zupfen und fein hacken.
2. Die Schalotte abziehen und fein würfeln. Die Eier verquirlen.
3. Das Rapsöl in einer beschichteten Pfanne erhitzen und darin die Schalottenwürfel andünsten. Die Eier zugeben und stocken lassen.
4. Die Lachsstreifen rasch unterziehen. Die saftigen Rühreier mit Meersalz und Pfeffer würzen. Mit Dill bestreuen und servieren.

Frühlingspfanne mit Eiern

Für 2 Portionen; Zubereitungszeit 20 Minuten

2 Frühlingszwiebeln
1 Paprikaschote
100 g Champignons
1/2 Bund Schnittlauch
2 Scheiben gekochter Schinken
4 Eier (Größe L)
1 EL Rapsöl
Kräutersalz
schwarzer Pfeffer

Nährwerte pro Portion

329 kcal/1378 kJ
25 g Eiweiß
24 g Fett
5 g Kohlenhydrate

1. Die Frühlingszwiebeln putzen, waschen und fein würfeln. Die Paprikaschote waschen, putzen und in kleine Würfel schneiden. Die Champignons abreiben und je nach Größe halbieren oder vierteln.
2. Den Schnittlauch waschen, trockenschütteln und in feine Röllchen schneiden. Den Schinken in Streifen schneiden. Die Eier verquirlen.
3. Das Rapsöl in einer beschichteten Pfanne erhitzen und die Frühlingszwiebeln darin andünsten. Pilze zugeben und garen, bis der Pilzsaft verdampft ist.
4. Paprikawürfel hinzufügen, 1 Minute braten. Die Eier aufgießen und stocken lassen. Umwenden, mit Kräutersalz und Pfeffer würzen und noch saftig auf Teller verteilen. Mit Schinkenstreifen und Schnittlauch garnieren.

Überbackene spanische Eier

Nährwerte pro Portion

415 kcal/1738 kJ
27 g Eiweiß
32 g Fett
5 g Kohlenhydrate

Für 2 Portionen; Zubereitungszeit 30 Minuten

- 1/2 Bund glatte Petersilie
- 1 kleine Zwiebel
- 1 Knoblauchzehe
- 1 Fleischtomate
- 100 g Serranoschinken
- 2 EL Olivenöl
- 4 Eier (Größe L)
- Salz
- schwarzer Pfeffer

1. Den Backofen auf 180 °C (Umluft 160 °C) vorheizen. Die Petersilie waschen und trockenschütteln. Die Blättchen von den Stängeln zupfen und fein hacken. Die Zwiebel und die Knoblauchzehe abziehen und fein würfeln.
2. Die Fleischtomate blanchieren und die Haut abziehen. Die Frucht entkernen und in kleine Stücke schneiden. Den Serranoschinken in Streifen oder in Würfel schneiden.
3. Zwiebel, Knoblauch und Tomate mit 1 EL Olivenöl verrühren und in zwei flache ofenfeste Portionsformen geben, sodass der Boden bedeckt ist.
4. Je 2 Eier in eine Portionsform schlagen und mit Salz und Pfeffer würzen. Mit restlichem Olivenöl beträufeln und im vorgeheizten Backofen 10 bis 15 Minuten überbacken.

Gratiniertes Röschen-Frühstück

Nährwerte pro Portion

397 kcal/1660 kJ
23 g Eiweiß
31 g Fett
6 g Kohlenhydrate

Für 2 Portionen; Zubereitungszeit 30 Minuten

- 50 g Mandelblättchen
- 4 Scheiben Cheddarkäse
- 250 g Blumenkohlröschen
- 250 g Brokkoliröschen
- Salz
- 2 Eigelbe (Größe L)
- 5 EL Brühe oder Wasser
- weißer Pfeffer
- 1 TL Olivenöl

1. Den Backofen auf 200 °C (Umluft 180 °C) mit Grillstufe vorheizen. Die Mandelblättchen in einer beschichteten Pfanne unter Schwenken so lange rösten, bis sie duften. Auf einen Teller geben und abkühlen lassen.

2. Den Cheddarkäse sehr klein würfeln. Die Blumenkohl- und Brokkoliröschen in mundgerechte Stücke schneiden, waschen und in kochendem Salzwasser 1 Minute blanchieren. In einem Sieb kalt abbrausen und abtropfen lassen.

3. Eigelbe und Brühe bzw. Wasser in eine hitzebeständige Schüssel geben. Im heißen Wasserbad kräftig zu einer cremigen Masse aufschlagen. Anschließend die Creme kurz kalt rühren und die Käsewürfel unterziehen. Mit Salz und weißem Pfeffer abschmecken.

4. Eine flache Auflaufform oder ofenfeste Portionsformen mit Olivenöl ausstreichen. Das Gemüse darin verteilen, leicht salzen und pfeffern und mit der Käsecreme überziehen. In den vorgeheizten Backofen schieben und in etwa 8 Minuten gratinieren. Mit Mandelblättchen bestreuen.

Gefüllte Frühstückspäckchen

Für 2 Portionen; Zubereitungszeit 20 Minuten

250 g Salatgurke
1 Fleischtomate
4 große Eisbergsalatblätter
1/4 Bund Schnittlauch
4 Scheiben Provolonekäse
4 Scheiben magerer Frühstücksspeck
4 dünne Scheiben gekochte Putenbrust
1 TL Olivenöl
Salz
Pfeffer

Nährwerte pro Portion

229 kcal/960 kJ
24 g Eiweiß
13 g Fett
4 g Kohlenhydrate

1. Die Salatgurke schälen, halbieren, entkernen und fein raspeln. Die Fleischtomate blanchieren, häuten, entkernen und in kleine Stücke schneiden. Die Eisbergsalatblätter waschen und mit Küchenkrepp trockentupfen.

2. Den Schnittlauch waschen und trockenschütteln. Einige Halme beiseite legen, den Rest in Röllchen schneiden. Die Käsescheiben in Streifen schneiden.

3. Die Speckscheiben quer halbieren und in einer beschichteten Pfanne kross braten.

4. Die Eisbergsalatblätter mittig mit Putenbrustscheiben belegen. Speck, Gurkenraspel, Tomatenstückchen, Schnittlauchröllchen und Käsestreifen darüber streuen.

5. Alles mit Olivenöl beträufeln und mit Salz und Pfeffer würzen. Die gefüllten Salatblätter zu Päckchen formen und mit Hilfe der verbliebenen Schnittlauchhalme fixieren.

15 Rezepte für Mittag- und Abendessen

Kalte Gemüsesuppe mit Garnelen

Für 2 Portionen; Zubereitungszeit 30 Minuten

Nährwerte pro Portion

455 kcal/1905 kJ
32 g Eiweiß
28 g Fett
17 g Kohlenhydrate

250 g geschälte Nordseegarnelen
Saft von 1/2 Zitrone
2 EL Pinienkerne
1 kleine Salatgurke
je 1 grüne und rote Paprikaschote
250 g Strauchtomaten
1 Schalotte
1 Knoblauchzehe
1 TL Ajvar (Paprikapaste)
1 TL gemischte Kräuter (TK)
2 EL Olivenöl
1 EL Weißweinessig
Meersalz
schwarzer Pfeffer
1 Msp. Currypulver

1. Die Nordseegarnelen mit Zitronensaft beträufeln. Die Pinienkerne ohne Fett in einer Pfanne rösten und beiseite stellen.
2. Die Salatgurke schälen und in Stücke schneiden. Die Paprikaschoten waschen und von Stielen, Kernen und weißen Innenstegen befreien.
3. Die Strauchtomaten waschen und in Stücke schneiden. Die Schalotte und die Knoblauchzehe abziehen und hacken.
4. Alle vorbereiteten Zutaten mit 1/4 l kaltem Wasser, Ajvar, Kräutern, Olivenöl und Weißweinessig im Küchenmixer fein pürieren.
5. Die Suppe mit Meersalz, Pfeffer und Currypulver würzen und die Nordseegarnelen unterrühren. Auf Portionsschalen verteilen und mit gerösteten Pinienkernen bestreuen.

Tipp Statt der Ajvarpaste können Sie auch rotes Pesto oder Tomatenmark verwenden.

Thailändische Garnelensuppe

Für 2 Portionen; Zubereitungszeit 30 Minuten

1 frische rote Chilischote
2 cm frische Ingwerwurzel
1 Schalotte
1 Knoblauchzehe
1 Stängel Zitronengras
2 Stängel Koriandergrün
200 g Austernpilze
100 g Zuckererbsen
250 g geschälte Garnelen
1 TL Zitronen- oder Limettensaft
1/4 TL thailändische Chilipaste in Öl
600 ml entfettete Geflügelbrühe
1 TL thailändische Fischsauce
Meersalz
schwarzer Pfeffer

Nährwerte pro Portion

287 kcal/1203 kJ
36 g Eiweiß
10 g Fett
13 g Kohlenhydrate

1. Die Chilischote putzen, halbieren und von den Kernen befreien. Ingwer schälen, Schalotte und Knoblauchzehe abziehen. Zusammen mit der Chilischote in schmale Streifen schneiden.

2. Das Zitronengras putzen, quer dritteln und mit einem Messer anschlagen, damit das ätherische Öl freigesetzt wird. Den Koriander waschen und trockenschütteln. Die Blättchen von den Stängeln zupfen und fein hacken.

3. Die Austernpilze putzen und in Streifen schneiden. Die Zuckererbsen waschen und die Enden abschneiden. Die Garnelen mit Zitronen- oder Limettensaft beträufeln.

4. Die Chilipaste im Wok oder in einem breiten Topf unter Rühren leicht anbraten und mit Geflügelbrühe aufgießen. Nach dem ersten Aufkochen alle vorbereiteten Zutaten in die Suppe geben und dann bei kleiner Hitze etwa 8 Minuten ziehen lassen.

5. Die Suppe mit Fischsauce, Salz, schwarzem Pfeffer und gehacktem Koriander würzen.

Tipp Diese Suppe ist durch ihre Schärfe etwas für heiße Sommertage. Sie lässt sich auch gut mit Gemüsen der Saison variieren.

Basis-Salatsauce für alle drei Phasen

Für eine große Schüssel Salat; Zubereitungszeit 20 Minuten

Nährwerte pro Portion

361 kcal/1512 kJ
8 g Eiweiß
36 g Fett
1 g Kohlenhydrate

- 2 Eier (Größe M)
- 1 Knoblauchzehe
- 1/2 TL mittelscharfer Senf
- 4 EL Olivenöl
- 1 EL Weißweinessig
- 1/2 TL Worcestershiresauce
- Meersalz
- schwarzer Pfeffer
- 1/2 Bund gemischte frische Kräuter

1. Die Eier in etwa 10 Minuten hart kochen. Abschrecken, pellen und fein hacken. Die Knoblauchzehe abziehen und durch die Knoblauchpresse drücken.
2. Eier mit Senf und zerdrücktem Knoblauch cremig rühren. Nach und nach das Olivenöl unterschlagen.
3. Die Salatsauce mit Weißweinessig, Worcestershiresauce, Meersalz und Pfeffer würzen. Eventuell 1 bis 2 EL lauwarmes Wasser unterschlagen.
4. Die Kräuter waschen und trockenschütteln. Die Blättchen von den Stängeln zupfen und fein hacken. Gehackte Kräuter in die Sauce rühren.

Info Diese Salatsauce schmeckt sehr würzig und gehaltvoll. Sie ist für jeden Salat oder für jeden Salatmix ideal und lässt sich im Kühlschrank zwei bis drei Tage lagern.

Parmesansalat mit Sardellen

Für 2 Portionen; Zubereitungszeit 20 Minuten

Nährwerte pro Portion

439 kcal/1836 kJ
26 g Eiweiß
36 g Fett
3 g Kohlenhydrate

- 1 Staude Römersalat
- 4 Sardellenfilets
- 2 Knoblauchzehen
- 2 EL Olivenöl
- 2 weich gekochte Eier
- 2 EL Sherryessig
- Meersalz
- schwarzer Pfeffer
- 80 g Parmesankäse, in Späne gehobelt

1. Den Römersalat zerpflücken, waschen und trockenschleudern. Die Salatblätter quer in Streifen schneiden. Die Sardellenfilets kalt abspülen, trockentupfen und klein hacken.
2. Die Knoblauchzehen abziehen und zum Olivenöl pressen. Die Eier pellen und mit einer Gabel im Knoblauchöl fein zerdrücken.

3. Sardellen, Sherryessig und 2 EL kaltes Wasser unterschlagen. Mit Meersalz und Pfeffer würzen und locker mit den Salatstreifen vermengen. Auf zwei Teller verteilen und mit Parmesan bestreuen.

Tipp Sie können die Salatsauce auch ohne Eier zubereiten.

Lammburger im Salatblatt mit Käsesauce

Für 2 Portionen; Zubereitungszeit 30 Minuten

- 1 kleine Zwiebel
- 2 Knoblauchzehen
- 300 g Lammhackfleisch
- 1 TL mittelscharfer Senf
- 1 Ei (Größe S)
- 1 TL Tomatenketchup
- Salz, schwarzer Pfeffer
- 1 Prise getrockneter Thymian
- 2 EL Olivenöl
- 8 mittlere Kopfsalatblätter
- 30 g schwarze Oliven
- 60 g Ziegenkäse

Nährwerte pro Portion

556 kcal/2323 kJ
46 g Eiweiß
40 g Fett
4 g Kohlenhydrate

1. Die Zwiebel und die Knoblauchzehen abziehen und fein würfeln. Zusammen mit dem Lammhackfleisch, Senf, Ei und Tomatenketchup verkneten. Mit Salz, Pfeffer und Thymian würzen.
2. Aus dem Fleischteig vier flache Burger formen und diese in 1 EL heißem Olivenöl auf beiden Seiten in 8 bis 10 Minuten knusprig braten. Herausnehmen und auf Küchenpapier abtropfen lassen.
3. Die Kopfsalatblätter waschen und trockenschleudern. Die Oliven entsteinen und in Streifen schneiden. Den Ziegenkäse sehr klein schneiden und mit dem restlichen Olivenöl sowie den Olivenstreifen vermengen.
4. Auf je ein Salatblatt einen Lammburger geben, die Käsemischung darauf verteilen und mit je einem Salatblatt bedecken. Entweder mit Messer und Gabel oder aus der Hand essen.

Jakobsmuscheln im Ingwersud

Für 2 Portionen; Zubereitungszeit 30 Minuten

Nährwerte pro Portion

148 kcal/618 kJ
16 g Eiweiß
4 g Fett
11 g Kohlenhydrate

200 g Austernpilze
2 Stängel Zitronengras (nur das Weiße)
4 Kaffirlimettenblätter
4 cm frische Ingwerwurzel
2 Schalotten
1 kleine frische rote Chilischote
4 Stängel Koriander mit Wurzel
1/4 l entfettete Geflügelbrühe
Saft von 1/2 Limette
10 frische Jakobsmuscheln (etwa 200 g ohne Corail)
1 EL thailändische Fischsauce
Salz
schwarzer Pfeffer

1. Die Austernpilze putzen und in Streifen schneiden. Das Zitronengras sowie die Limettenblätter waschen und in feinste Streifen schneiden. Den Ingwer schälen und die Schalotten abziehen. Beides ebenfalls in Streifen schneiden.
2. Die Chilischote waschen. Den Koriander waschen, trockenschütteln und die Stängel entfernen. Die Blätter und die Wurzel klein hacken.
3. Den Wok heiß werden lassen, die Geflügelbrühe eingießen und 5 Minuten kochen lassen. Limettensaft, Zitronengras, Ingwer, Limettenblätter und Schalotten darin kochen.
4. Koriander und die Chilischote zugeben und alles einige Minuten weitersieden lassen. Jakobsmuscheln und Austernpilze in der Flüssigkeit schwenken. Mit Fischsauce, Salz und Pfeffer würzen und in vorgewärmte Schalen verteilen.

Tipp Sie können die Jakobsmuscheln in kleinere Stücke schneiden, dann lassen sie sich mit Stäbchen besser essen.

Wokgemüse mit Kräutertofu

Für 2 Portionen; Zubereitungszeit 30 Minuten

4 getrocknete Mu-Err-Pilze
250 g fettarmer, gekräuterter Tofu
1 mittlere Zucchini
250 g Zuckerschoten
100 g Wasserkastanien (aus der Dose)
250 g frische Sojabohnensprossen
2 EL Rapsöl
1/2 TL Sambal Oelek
100 ml entfettete Gemüsebrühe
Salz
schwarzer Pfeffer
1 TL Sojasauce

Nährwerte pro Portion

401 kcal/1678 kJ
27 g Eiweiß
23 g Fett
21 g Kohlenhydrate

1. Die Mu-Err-Pilze mit kochend heißem Wasser übergießen und 15 Minuten quellen lassen. Den Tofu in etwa 1 cm große Würfel schneiden.
2. Die Zucchini waschen und die Enden entfernen. Die Frucht längs in Viertel und quer in Scheibchen schneiden.
3. Die Zuckerschoten putzen, waschen und halbieren oder dritteln. Die Wasserkastanien abtropfen lassen und in Scheibchen schneiden.
4. Die Sojabohnensprossen waschen und abtropfen lassen. Die Pilze fest ausdrücken, harte Stellen entfernen und die Pilze klein schneiden.
5. Den Wok heiß werden lassen und darin 1 EL Öl erhitzen. Die Tofustücke von allen Seiten 2 bis 3 Minuten braten, herausnehmen und beiseite stellen.
6. Restliches Rapsöl in den Wok gießen und darin das Sambal Oelek 1 Minute anbraten. Unter Rühren nacheinander Zuckerschoten, Zucchini, Wasserkastanien, Pilze und Sojabohnensprossen hinzufügen und alles insgesamt 5 bis 8 Minuten dünsten. Dabei nach und nach die Gemüsebrühe angießen und mit Salz, Pfeffer und Sojasauce würzen.
7. Das Wokgemüse nochmals abschmecken und zuletzt die Tofuwürfel unterheben.

Schweinelende auf Fenchelgemüse

Für 2 Portionen; Zubereitungszeit 50 Minuten

Nährwerte pro Portion

525 kcal/2197 kJ
40 g Eiweiß
37 g Fett
8 g Kohlenhydrate

300 g Schweinelende
Meersalz
schwarzer Pfeffer
1 TL Fenchelsamen
1 Knoblauchzehe
1 Schalotte
2 Fenchelknollen
1/2 Bund glatte Petersilie
2 EL Olivenöl
40 g Pistazien

1. Den Backofen auf 180 °C (Umluft 160 °C) vorheizen. Die Schweinelende rundherum von eventuell vorhandenen Häuten und Fett befreien, unter fließend kaltem Wasser waschen und mit Küchenkrepp trockentupfen. Mit Meersalz, Pfeffer und Fenchelsamen würzen.

2. Knoblauchzehe und Schalotte abziehen und in Streifen schneiden. Die Fenchelknollen vierteln, vom Strunk befreien und waschen. Die Petersilie waschen und trockenschütteln. Die Blättchen von den Stängeln zupfen und grob hacken.

3. In einem Bräter 1 EL Olivenöl erhitzen und darin die Schweinelende von allen Seiten anbraten. In den vorgeheizten Backofen schieben. Gelegentlich wenden (insgesamt zwei- bis dreimal).

4. Wenn das Fleisch etwa 15 Minuten im Backofen ist, den Fenchel zusammen mit den Knoblauch- und Schalottenstreifen mit dem restlichen Olivenöl mischen und rund um das Fleisch geben. Alles mit 3 bis 5 EL Wasser beträufeln, mit Meersalz und Pfeffer würzen und zurück in den Ofen schieben. Weitere 10 bis 15 Minuten braten.

5. Das fertig gegarte Fleisch aus dem Bräter nehmen, in Alufolie wickeln und für 5 Minuten ruhen lassen. Das Bratgemüse mit Petersilie sowie Pistazien vermengen und auf vorgewärmten Tellern anrichten.

6. Das Fleisch aus der Folie nehmen und den entstandenen Bratensaft über das Gemüse träufeln. Das Fleisch in Scheiben schneiden und auf dem Fenchelgemüse anrichten.

Kalbsfrikandeau mit Kohlrabi

Für 2 Portionen; Zubereitungszeit 50 Minuten

2 Stück Kalbsfrikandeau (Teil der Kalbskeule) à etwa 150 g
Salz
schwarzer Pfeffer
1 TL getrockneter Salbei
1 Stange Lauch
1 kleine Zwiebel
2 Knoblauchzehen
2 EL Olivenöl
1 EL Tomatenmark
1/2 l entfettete Fleischbrühe
2 Lorbeerblätter
2 mittlere Kohlrabiknollen

Nährwerte pro Portion

434 kcal/1816 kJ
45 g Eiweiß
22 g Fett
14 g Kohlenhydrate

1. Die Kalbfleischstücke waschen, mit Küchenkrepp trockentupfen und mit Salz, Pfeffer und Salbei würzen.
2. Den Lauch längs durchschneiden, waschen und quer in Streifen schneiden. Zwiebel und Knoblauchzehen abziehen und fein würfeln.
3. In einem breiten Topf 1 EL Olivenöl erhitzen und darin die Fleischstücke auf beiden Seiten braten; herausnehmen und beiseite stellen.
4. Restliches Olivenöl in den Topf geben und darin die Zwiebel- und Knoblauchwürfel sowie die Lauchstreifen und das Tomatenmark einige Minuten braten. Die Fleischbrühe aufgießen und alles 2 Minuten kochen lassen.
5. Die Fleischstücke zusammen mit den Lorbeerblättern in den Topf geben und den Deckel auflegen. Die Fleischstücke unter zwei- bis dreimaligem Wenden in etwa 30 Minuten fertig schmoren.
6. Kurz vor Ende der Garzeit die Kohlrabiknollen schälen und waschen. Zuerst in Scheiben und dann quer in Stäbe schneiden. Für etwa 1 Minute in kochendem Salzwasser blanchieren.
7. Die Fleischstücke aus dem Topf nehmen. Die Sauce durch ein Sieb passieren und nach Bedarf nochmals abschmecken. Fleisch mit Kohlrabistäben auf Tellern anrichten und mit Sauce beträufeln.

Gratinierte Kalbsschnitzel auf Auberginen

Für 2 Portionen; Zubereitungszeit 40 Minuten

Nährwerte pro Portion

578 kcal/2419 kJ
58 g Eiweiß
36 g Fett
7 g Kohlenhydrate

- 1 große Aubergine (etwa 500 g)
- Salz
- 5 Stängel frisches Basilikum
- 2 Knoblauchzehen
- 2 EL Olivenöl
- schwarzer Pfeffer
- 2 Kalbsschnitzel à etwa 150 g
- 2 Eier (Größe M)
- 100 g Mozzarellakäse

1. Den Backofen auf etwa 200 °C (Umluft 180 °C) vorheizen. Die Aubergine waschen und den Stielansatz entfernen. Die Frucht längs vierteln und quer in Scheiben schneiden. In eine Schüssel legen, mit Salz bestreuen und mit kaltem Wasser begießen; etwa 10 Minuten stehen lassen.
2. Basilikum waschen und trockenschütteln. Die Blättchen von den Stängeln zupfen und in Streifen schneiden.
3. Die Knoblauchzehen abziehen, durch die Knoblauchpresse drücken und mit 1 EL Olivenöl verrühren. Die Auberginen abgießen und mit Küchenkrepp trockentupfen. Auf einem Backblech verteilen, mit Salz und Pfeffer würzen und mit Knoblauchöl beträufeln.
4. Die Auberginen in den vorgeheizten Backofen schieben und unter ein- bis zweimaligem Wenden etwa 15 Minuten grillen.
5. In der Zwischenzeit die Kalbsschnitzel mit Salz und Pfeffer würzen. Die Eier gut verquirlen und 1 EL Olivenöl in einer Pfanne erhitzen.
6. Die Kalbsschnitzel durch das verquirlte Ei ziehen und in dem heißen Olivenöl auf jeder Seite etwa 4 Minuten braten. Das Backblech mit den Auberginen aus dem Backofen nehmen und die Kalbsschnitzel darauf legen. Mit einem Teil Basilikumstreifen bestreuen.
7. Den Mozzarella in Scheibchen schneiden, auf den Kalbsschnitzeln verteilen und alles mit dem restlichen Olivenöl beträufeln. Zurück in den Ofen schieben und kurz überbacken. Auf Tellern anrichten und mit restlichen Basilikumstreifen garnieren.

Zimtiges Rinderfilet mit Paprikaschoten

Für 2 Portionen; Zubereitungszeit 30 Minuten (Marinierzeit 1 Stunde)

300 g Rinderfilet
grob geschroteter schwarzer Pfeffer
2 Knoblauchzehen
2 Schalotten
2 Gewürznelken
2 Lorbeerblätter
50 g eingelegte Kapern
gemahlener Zimt
2 EL Rapsöl
je 1 grüne, rote und gelbe Paprikaschote
1 Fleischtomate
100 ml entfettete Fleischbrühe
Salz
1 gehackte Sardelle
50 g gewürfeltes Fruchtfleisch von
1 Zitrone

Nährwerte pro Portion

475 kcal/1987 kJ
45 g Eiweiß
23 g Fett
22 g Kohlenhydrate

1. Das Rinderfilet in feine Streifen schneiden und mit Pfeffer würzen. Knoblauchzehen und Schalotten abziehen und fein hacken. Gewürznelken und Lorbeerblätter im Mörser zerreiben. Kapern und Zimt zugeben und alles zu einer Paste verarbeiten.

2. Rinderfiletstreifen mit der Würzpaste und 1 EL Rapsöl vermengen. Mit Folie abdecken und für 1 Stunde in den Kühlschrank stellen.

3. Die Paprikaschoten waschen, von Kernen, Stielen und weißen Innenstegen befreien und in etwa 1 cm große Stücke schneiden. Die Fleischtomate blanchieren, häuten und entkernen. Das Fruchtfleisch klein würfeln.

4. Den Wok heiß werden lassen und darin die Rinderfiletstreifen von allen Seiten kräftig bräunen; herausnehmen und auf einen Teller legen. Das restliche Rapsöl in den Wok geben und darin Knoblauch und Schalottenwürfel 1 Minute anbraten. Die Paprikaschoten dazugeben und noch 3 bis 5 Minuten braten.

5. Die Fleischbrühe aufgießen und die Tomatenstücke zugeben. Alles mit Salz und Pfeffer würzen. Zuletzt die Fleischstreifen unterziehen. Alles nochmals abschmecken. Auf Tellern anrichten, mit Zimt, Sardelle sowie Zitronenfruchtfleisch garnieren und servieren.

Tipp Dieses Gericht schmeckt besonders gut an heißen Tagen.

Gefüllte Burger auf Erdnuss-Brokkoli

Für 2 Portionen; Zubereitungszeit 40 Minuten

Nährwerte pro Portion

554 kcal/2318 kJ
59 g Eiweiß
33 g Fett
5 g Kohlenhydrate

400 g mageres Rinderhackfleisch (eventuell magere Fleischstücke selbst zu Hause durchdrehen)
Salz
schwarzer Pfeffer
1 TL getrockneter Thymian
100 g in Olivenöl eingelegte Fetawürfel (aus dem Glas)
2 EL Rapsöl
500 g Brokkoli
1 EL ungesalzene Erdnüsse

1. Das Rinderhackfleisch mit Salz, Pfeffer und Thymian würzen. Die Hälfte der Fetawürfel aus dem Glas nehmen und mit einer Gabel zerdrücken.
2. Das Hackfleisch in vier Portionen teilen. Jede Fleischportion flach drücken, mit etwas zerdrücktem Feta belegen und diesen rundherum mit dem Hackfleisch umhüllen. Die gefüllten Burger mit 1 EL Rapsöl bepinseln und in den Kühlschrank stellen.
3. Den Brokkoli putzen, in Röschen teilen und waschen. Anschließend kurz in Salzwasser blanchieren, abgießen, kalt abbrausen und abtropfen lassen.
4. 1 TL Rapsöl in einer beschichteten Pfanne erhitzen und darin die Burger auf beiden Seiten in 10 bis 12 Minuten braten. Herausnehmen und auf zwei vorgewärmte Teller verteilen.
5. Restliches Rapsöl in die Pfanne geben und darin die Brokkoliröschen von allen Seiten braten. Mit Salz und Pfeffer würzen und die Erdnüsse unterheben. Das Gemüse rund um die Burger verteilen. Je 1 TL Olivenöl aus dem Fetaglas darüber träufeln und mit den restlichen Fetawürfeln garnieren.

Tipp Einen besonderen Pfiff bekommen die Burger, wenn Sie den Hackfleischteig mit Knoblauch- und Zwiebelwürfeln verkneten.

Chili con Carne

Für 2 Portionen; Zubereitungszeit 40 Minuten

50 g magerer Frühstücksspeck
2 Knoblauchzehen
1 Zwiebel
1 kleine getrocknete Chilischote
2 rote Paprikaschoten
2 EL Rapsöl
300 g mageres Rinderhackfleisch
1 TL Tomatenmark
1/8 l entfettete Fleischbrühe
Salz
schwarzer Pfeffer
1/2 TL Kreuzkümmel
1 kräftige Prise Chiligewürz
250 g Kidneybohnen (Dose)

Nährwerte pro Portion

499 kcal/2087 kJ
47 g Eiweiß
23 g Fett
24 g Kohlenhydrate

1. Den Speck in kleine Würfel schneiden. Die Knoblauchzehen und die Zwiebel abziehen und fein würfeln. Die Chilischote säubern und fein zerbröseln.
2. Die Paprikaschoten waschen, von Stielen, Kernen und weißen Innenstegen befreien und in etwa 1 cm große Stücke schneiden.
3. Das Rapsöl in einem breiten Topf oder Wok erhitzen und darin die Speck-, Knoblauch- und Zwiebelwürfel sowie die zerbröselte Chili anbraten.
4. Das Rinderhackfleisch hinzufügen und unter Rühren krümelig braten. Das Tomatenmark zugeben. Alles weiterrösten und die Fleischbrühe aufgießen. Mit Salz, Pfeffer, Kreuzkümmel und Chiligewürz würzen.
5. Die Kidneybohnen einrühren und das Chili bei mittlerer Hitze etwa 15 Minuten zugedeckt garen.

Tipp Füllen Sie Römersalatblätter mit dem Chili und genießen Sie es wie einen Taco direkt aus der Hand.
Oder: Füllen Sie halbierte Paprikaschoten oder längs aufgeschnittene und ausgehöhlte Salatgurken mit dem Chili.

Aceto-Schnittchen auf Parmesan-Mangold

Nährwerte pro Portion

450 kcal/1884 kJ
44 g Eiweiß
26 g Fett
9 g Kohlenhydrate

Für 2 Portionen; Zubereitungszeit 30 Minuten

500 g Mangold, 1 Schalotte
2 Knoblauchzehen
250 g Hähnchenbrust
Salz, schwarzer Pfeffer
1 Msp. Chiligewürz, 2 EL Olivenöl
1/8 l entfettete Gemüsebrühe
50 g frisch gehobelter Parmesankäse
1 EL Aceto balsamico

1. Den Mangold putzen, waschen und trockenschleudern. Quer in Streifen schneiden. Schalotte und Knoblauchzehen abziehen und fein würfeln.
2. Hähnchenbrust in Scheiben schneiden. Mit Salz, Pfeffer und Chili würzen.
3. 1 EL Olivenöl erhitzen und darin die Schalotten- und Knoblauchwürfel andünsten. Mangoldstreifen zufügen, andünsten und mit Salz und Pfeffer würzen. Mit Gemüsebrühe aufgießen und weitere 5 Minuten dünsten.
4. Die Hähnchenscheiben im restlichen Olivenöl auf beiden Seiten braten.
5. Mangold auf Teller geben, mit 2/3 des Parmesans bestreuen. Hähnchen auflegen, mit Balsamico beträufeln und mit übrigem Parmesan garnieren.

Putenschnitzel mit Thunfischsauce

Nährwerte pro Portion

479 kcal/2007 kJ
44 g Eiweiß
31 g Fett
6 g Kohlenhydrate

Für 2 Portionen; Zubereitungszeit 30 Minuten

150 g Thunfisch im eigenen Saft (aus der Dose)
1 Sardelle (aus dem Röhrchen)
1 Eigelb, 1/4 TL scharfer Senf
2 EL Olivenöl, Saft von 1 Zitrone
50 g eingelegte Kapern
1 Spritzer Worcestershiresauce
Salz, schwarzer Pfeffer
2 Putenschnitzel à 100 g
2–4 EL frisch gehackte Petersilie

1. Den Thunfisch abtropfen lassen. Die Sardelle kalt abspülen, abtupfen und klein schneiden. Mit einem elektrischen Handrührgerät Eigelb und Senf cremig rühren. Nach und nach 3 TL Olivenöl (und eventell noch etwas lauwarmes Wasser) unterschlagen. Den Thunfisch mit Zitronensaft, der Hälfte Kapern sowie den Sardellenstücken pürieren und mit der Eiersauce verrühren. Mit Worcestershiresauce, Salz und Pfeffer würzen.
2. Die Putenschnitzel im restlichen Olivenöl auf jeder Seite etwa 4 Minuten braten. Salzen und pfeffern. Auf Tellern anrichten und mit Thunfischsauce überziehen. Mit restlichen Kapern und Petersilie garnieren.

PHASE II

In der Phase II sind viele Dinge wieder erlaubt, die in der Phase I zur Beseitigung der Insulinresistenz vom Speisezettel gestrichen waren. Beispielsweise war Obst nicht erlaubt, und vielen ist der Verzicht darauf sicher schwer gefallen. Jetzt dürfen Sie beim Obst aber wieder herzhaft zugreifen.
Nach Belieben können Sie jetzt bei den Rezepten zu Phase II noch Kohlenhydratbeilagen aufstocken. In der Tabelle unten ist zusammengestellt, wie Sie zusätzlich pro Portion bzw. Person etwa 50 Gramm Kohlenhydrate ergänzen können. Dadurch erhöhen sich die bei den Rezepten angegebenen Werte für Kalorien, Eiweiß und Fett ebenso. Achten Sie auf unsere Ergänzungsvorschläge in den Rezepten!

In der Phase II dürfen Sie wieder Obst – vor allem die wasserreichen Sorten – und dosierte Mengen an Kohlenhydratbeilagen genießen.

Gönnen Sie sich mehr

Neben den Lebensmitteln, die in der Phase I gestattet waren, sind in Phase II folgende Nahrungsmittel zusätzlich erlaubt:

- Frisches Obst, z. B. Pfirsiche, Erdbeeren, Blaubeeren, Himbeeren, Johannisbeeren, Kiwis, Grapefruits, Birnen, Äpfel, Orangen, Mandarinen, Mangos, Netzmelonen, Pflaumen, Weintrauben und Kirschen;

Beilagen in Phase II – Angaben für je ca. 50 Gramm Kohlenhydrate

Lebensmittel	kcal / kJ	Eiweiß	Fett	Menge des Lebensmittels
Basmati-Reis/geschälter Reis	174 / 730	3 g	0,3 g	65 g
Bulgur/Vollkornweizen	157 / 655	6 g	1,0 g	80 g
Couscous	173 / 722	8 g	0,3 g	65 g
Fladenbrot	118 / 493	4 g	1,0 g	100 g
Glasnudeln	168 / 704	(unbekannt)	0,1 g	125 g
Hirse	177 / 740	5 g	2,0 g	70 g
Kartoffeln (frisch gegart)	236 / 987	1 g	0,0 g	338 g
Parboiled Reis	176 / 735	3 g	0,3 g	65 g
Quinoa	169 / 708	7 g	2,5 g	80 g
Vollkorn-Nudeln (ohne Ei)	161 / 676	7 g	1,0 g	80 g
Weichweizen	176 / 735	6 g	1,0 g	70 g
Wilder Reis	175 / 732	4 g	1,0 g	70 g

- Milchprodukte, z. B. Magermilch, fettarmer Natur- und Fruchtjoghurt, fettarme Sojadrinks;
- maßvolle Mengen Kohlenhydratprodukte, z. B. Vollkornnudeln, Natur- oder Wildreis, Vollkorn- oder Low-carb-Brote;
- außerdem (in »homöopathischen Dosen«): Halbbitterschokolade, Rotwein, fett- und zuckerfreier Pudding.

Sechs Frühstücksrezepte für Phase II

Die folgenden Rezepte wurden speziell für die Phase II konzipiert. Natürlich können Sie sich aber auch Ihre Favoriten aus der Phase I schmecken lassen.

Joghurtquark mit Früchten

Für 2 Portionen; Zubereitungszeit 15 Minuten

Nährwerte pro Portion
335 kcal/1403 kJ
14 g Eiweiß
16 g Fett
32 g Kohlenhydrate

150 g fettarmer Naturjoghurt
100 g Magerquark
flüssiger Süßstoff
1 Birne
100 g Weintrauben
1 Orange
1 TL Zitronensaft
50 g Haselnussblättchen

1. Joghurt und Quark miteinander verrühren und mit Süßstoff süßen.
2. Die Birne waschen, schälen, vierteln, von den Kerngehäusen befreien und in kleine Stücke schneiden. Die Weintrauben entstielen, waschen und trockentupfen.
3. Die Orange so schälen, dass auch die weiße Haut entfernt wird. Aus dem Fruchtfleisch Filets herausschneiden.
4. Die Früchte mit dem Joghurtquark sowie dem Zitronensaft vermischen und auf zwei Portionsschalen verteilen. Mit Haselnussblättchen bestreuen.

Haferflockenjoghurt mit Beeren

Für 2 Portionen; Zubereitungszeit 10 Minuten

Nährwerte pro Portion
292 kcal/1222 kJ
14 g Eiweiß, 4 g Fett
46 g Kohlenhydrate

250 g gemischte Beeren (Johannisbeeren, Heidelbeeren, Himbeeren)
300 g Naturjoghurt
100 g Haferflocken
4 Stängel Zitronenmelisse

1. Die Beeren verlesen, waschen und vorsichtig trockentupfen. Joghurt mit Haferflocken verrühren.
2. Haferflockenjoghurt mit den Beeren in zwei Portionsschalen schichten. Die Zitronenmelisse waschen und trockenschütteln. Die Blättchen von den Stängeln zupfen und in Streifen schneiden. Melisse über die Joghurts streuen.

Kleie-Frucht-Quark mit Petersilie

Für 2 Portionen; Zubereitungszeit 15 Minuten

- 1/2 Bund Petersilie
- 250 g kleine Erdbeeren
- 100 g Aprikosen
- 250 g Magerquark
- 150 g Naturjoghurt
- 50 g Kleieflocken

1. Die Petersilie waschen und trockenschütteln. Die Blättchen von den Stängeln zupfen und fein hacken. Die Erdbeeren entstielen, waschen und in Scheibchen schneiden.
2. Die Aprikosen waschen, entsteinen und in dünne Spalten schneiden. Magerquark mit Naturjoghurt und Kleieflocken verrühren.
3. Früchte und Kleiequark abwechselnd in zwei Portionsschalen einfüllen und mit Petersilie bestreuen.

Nährwerte pro Portion

263 kcal/1103 kJ
25 g Eiweiß
1 g Fett
35 g Kohlenhydrate

Gemüse-Schinken-Brot

Für 2 Portionen; Zubereitungszeit 10 Minuten

- 1 TL gemischte Kräuter (TK)
- 2 EL Mayonnaise
- 2 Scheiben Slow-carb-Brot
- 1 kleine Zucchini
- 4 dünne Räucherschinkenscheiben

1. Die Kräuter mit der Mayonnaise verrühren, und die beiden Brotscheiben damit bestreichen.
2. Die Zucchini waschen, Enden entfernen und mit einem Sparschäler der Länge nach hauchdünne Streifen abziehen.
3. Die Brote mit Zucchinischeiben und Räucherschinken belegen.

Tipp Sie können statt Zucchini auch Gurke oder Möhre verwenden.

Nährwerte pro Portion

294 kcal/1233 kJ
7 g Eiweiß
22 g Fett
17 g Kohlenhydrate

Frühstücksbrötchen mit Speck

Für etwa 16 Minibrötchen; Zubereitungszeit 50 Minuten

Nährwerte pro Stück

148 kcal/620 kJ
10 g Eiweiß
3 g Fett
21 g Kohlenhydrate

100 g magerer Frühstücksspeck
1 kleine Zwiebel, 1 TL Rapsöl
500 g Weizenvollkornmehl
1 Päckchen Backpulver
1 TL Salz
1 TL flüssiger Süßstoff
500 g Magerquark
2 Eier (Größe M)
Mehl für die Arbeitsfläche
1 Eigelb (Größe M) zum Bestreichen

1. Den Speck klein schneiden. Die Zwiebel abziehen und fein würfeln. Beides in heißem Rapsöl glasig braten; auf einen Teller geben und beiseite stellen.
2. Den Backofen auf 180 °C (Umluft 160 °C) vorheizen und ein Backblech mit Backpapier auslegen. Weizenvollkornmehl zusammen mit dem Backpulver in eine Schüssel sieben.
3. Nach und nach Salz, Süßstoff, Magerquark und Eier mit den Knethaken einarbeiten. Den Teig auf einer bemehlten Arbeitsfläche gut durchkneten und in etwa 16 gleich große Stücke teilen.
4. Die Teigstücke zu Brötchen formen und mit einem nassen Messer kreuzweise einritzen. Das Eigelb mit 2 EL warmem Wasser verquirlen. Die Brötchen damit bestreichen und auf das Backblech setzen. Die Brötchen im vorgeheizten Backofen etwa 30 Minuten backen.

Unser tägliches Brot

Kein Lebensmittel ist für die deutschen Ernährungsgewohnheiten so typisch wie das Brot. Von früh bis spät begleitet es die meisten Mahlzeiten – belegte Brote und Brötchen sind schnell zubereitet und überall zu erhalten. Gleichzeitig ist Brot allerdings auch das Symbollebensmittel für Kohlenhydrate. Im Rahmen der klassischen Low-carb-Diäten wird daher der weitgehende Verzicht auf dieses Grundnahrungsmittel gefordert. Ein Frühstück ganz ohne Brot fällt den meisten von uns jedoch schwer. Da ist es eine gute Nachricht, dass es nun für die Anhänger der kohlenhydratreduzierten Ernährung geeignete Brotrezepturen gibt. All diesen Broten gemeinsam ist ein erhöhter Anteil an sättigendem Eiweiß. Gleichzeitig ist der Kohlenhydrateanteil gesenkt. Fragen Sie beim Bäcker nach »Low-carb-Broten«. So können Sie mit Slow carb schlank werden und bleiben, ohne auf Ihr geliebtes Brot verzichten zu müssen.

Morgenphantasie

Für 2 Portionen; Zubereitungszeit 10 Minuten

100 g Ricottakäse
2 Scheiben Low-carb-Brot
2 Blätter Eisbergsalat
100 g Frühstücksspeck in kleinen Würfeln

Nährwerte pro Portion

221kcal/926 kJ
17 g Eiweiß
10 g Fett
16 g Kohlenhydrate

1. Ricottakäse auf die Brotscheiben geben. Die Salatblätter waschen, trockenschleudern und in feinste Streifen schneiden. Auf den Broten verteilen.
2. Die Speckwürfel in einer beschichteten Pfanne auslassen und löffelweise über die Brote geben.

Tipp Lassen Sie Ihrer persönlichen Morgenphantasie freien Lauf und bestreichen Sie das Brot z. B. mit etwas fertiger Sauce Remoulade, bestreuen Sie es dann dick mit Schnittlauchröllchen und überbacken Sie es mit Cheddarkäse.

Tomatencocktail mit Früchten

Für 2 Portionen; Zubereitungszeit 15 Minuten

250 g Tomaten
1 Möhre
250 g Honigmelone
2 Eiswürfel
100 ml Mineralwasser
1–2 Spritzer Worcestershiresauce
Selleriesalz
schwarzer Pfeffer

Nährwerte pro Portion

76 kcal/318 kJ
2 g Eiweiß
1 g Fett
15 g Kohlenhydrate

1. Tomaten waschen und klein schneiden. Die Möhre schälen und in kleine Stücke schneiden. Die Honigmelone halbieren und entkernen. Das Fruchtfleisch mit einem Esslöffel ausstechen.
2. Die vorbereiteten Zutaten mit Eiswürfeln und Mineralwasser im Küchenmixer kräftig pürieren. Mit Worcestershiresauce, Selleriesalz und Pfeffer würzen und in hohe Gläser gießen.

Tipp Verwenden Sie lieber kleine Strauchtomaten als große Fleischtomaten. Merke: Je kleiner, desto fruchtiger und würziger.

27 Mittag- und Abendessen für Phase II

Grundrezept für Fleischbrühe mit Gemüse

Für etwa 2 Liter; Zubereitungszeit etwa 30 Minuten; Kochzeit 1 Stunde 45 Minuten

Nährwerte pro Portion

221 kcal/924 kJ
38 g Eiweiß
5 g Fett
5 g Kohlenhydrate

500 g mageres Rindfleisch vom Tafelspitz
2 Rinderknochen
1 große Zwiebel
2 Lorbeerblätter
2 Gewürznelken
2 Wacholderbeeren
1/2 TL weiße Pfefferkörner
1 Bund Suppengemüse (bestehend aus Lauch, Möhre, Sellerie, Petersilienwurzel)
einige Stängel Petersilie
Salz

1. Rindfleisch und Knochen kalt abspülen, in einen Topf legen und mit etwa 4 l kaltem Wasser begießen. Zum Kochen bringen und nach dem ersten Aufkochen abschäumen.
2. Die Zwiebel abziehen, quer halbieren und mit den Schnittflächen in eine heiße beschichtete Pfanne legen. Sobald die Zwiebelhälften gebräunt sind, diese zusammen mit den Gewürzen in die Suppe geben. Das Fleisch bei mittlerer Hitze etwa 1 Stunde garen.
3. Das Suppengemüse und die Petersilie waschen, grob zerschneiden und in die Suppe geben. Mit Salz würzen und alles weitere 45 Minuten garen.
4. Das fertig gegarte Fleisch aus der Brühe nehmen und in kaltes Wasser legen. Die Brühe durch ein Haarsieb passieren.
5. Das Fleisch in Streifen schneiden. Die Suppe in Teller geben und die Hälfte der Fleischstreifen einlegen.

Tipp Frieren Sie das restliche Fleisch und die verbliebene Suppe portionsweise ein. Im Bedarfsfall erwärmen Sie die Suppe dann und legen das Fleisch und frisches Gemüse, z. B. Wirsingstreifen, ein.

Minze-Kaltschale mit Flusskrebsen

Für 2 Portionen; Zubereitungszeit 15 Minuten

200 g geschälte Flusskrebse (Kühltheke)
1 TL Sojasauce
etwa 8 frische Minzeblättchen
1 EL Olivenöl
200 g aufgetaute TK-Erbsen
150 g fettarmer Naturjoghurt
300 ml eiskalte, entfettete Geflügelbrühe
Salz
schwarzer Pfeffer
1 Prise Chiligewürz

Nährwerte pro Portion

315 kcal/1320 kJ
31 g Eiweiß
13 g Fett
18 g Kohlenhydrate

1. Die Flusskrebse mit Sojasauce überziehen. Die Minzeblättchen waschen, trockentupfen und klein schneiden. Die Hälfte davon mit Olivenöl, Erbsen, Joghurt und Geflügelbrühe im Küchenmixer pürieren.
2. Die Suppe mit Salz, Pfeffer und Chili würzen. Die Flusskrebse in Suppenschalen verteilen und mit Suppe übergießen. Mit Minze bestreuen.

Gemüsesuppe mit Käse

Für 2 Portionen; Zubereitungszeit 30 Minuten

1 Stange Sellerie
1 kleine Zwiebel, 1 Knoblauchzehe
1 Fleischtomate
1 kleine Zucchini
50 g frische Spinatblätter
1 EL Olivenöl
1/2 l Fleischbrühe (siehe Rezept links oder Fertigprodukt)
Salz, schwarzer Pfeffer
100 g frisch geriebener Parmesankäse

Nährwerte pro Portion

394 kcal/1648 kJ
22 g Eiweiß
31 g Fett
6 g Kohlenhydrate

1. Sellerie waschen und klein würfeln. Zwiebel und Knoblauchzehe abziehen und fein würfeln. Die Fleischtomate blanchieren, häuten, entkernen und in Streifen schneiden.
2. Die Zucchini waschen, Enden entfernen und die Frucht in kleine Scheiben schneiden. Die Spinatblätter putzen, waschen und abtropfen lassen.
3. Das Olivenöl in einem Topf erhitzen und darin Sellerie-, Zwiebel- und Knoblauchwürfel andünsten. Mit Fleischbrühe aufgießen und kurz aufkochen.
4. Tomate, Zucchini und Spinatblätter in die Suppe rühren und einige Minuten darin ziehen lassen. Mit Salz und Pfeffer würzen und in Suppenschalen verteilen. Dick mit Parmesan bestreuen.

Tipp Dazu passt eine Scheibe Low-carb-Brot.

Bauch-Weg-Eintopf

Für 2 Portionen; Zubereitungszeit 30 Minuten

Nährwerte pro Portion

133 kcal/556 kJ
12 g Eiweiß
2 g Fett
15 g Kohlenhydrate

1/2 kleiner Wirsing
1 gelbe Paprikaschote
1 kleine Zucchini
1 kleine Zwiebel
1 Knoblauchzehe
1 Stange Lauch (nur das Weiße)
Salz
schwarzer Pfeffer
1 TL getrocknete Kräuter der Provence
3/4 l entfettete Gemüsebrühe

1. Den Wirsing vom Strunk befreien, in Stre ifen schneiden und waschen. Die Paprikaschote waschen, von Stiel, Kernen und weißen Innenstegen befreien und in schmale Streifen schneiden. Die Zucchini waschen, Enden entfernen und die Frucht in dünne Scheiben schneiden.
2. Zwiebel und Knoblauchzehe abziehen und in Scheiben schneiden. Den Lauch längs halbieren, waschen und quer in Streifen schneiden.
3. Das vorbereitete Gemüse abwechselnd in einen Topf schichten. Dabei mit Salz, Pfeffer und Kräutern der Provence würzen. Mit Gemüsebrühe begießen.
4. Den Eintopf zum Kochen bringen und das Gemüse in 10 bis 15 Minuten garen; es sollte noch Biss haben.

Soljanka mit Hackfleisch

Für 2 Portionen; Zubereitungszeit 30 Minuten

Nährwerte pro Portion

406 kcal/1701 kJ
25 g Eiweiß
29 g Fett
11 g Kohlenhydrate

150 g Champignons
100 g schwarze und grüne Oliven
1 Essiggurke
1 kleine Zwiebel
2 Knoblauchzehen
1/2 Stange Lauch
50 g magerer Räucherspeck
1 EL Olivenöl
100 g Rinderhackfleisch
1 TL Tomatenmark
1/2 l Fleischbrühe (Grundrezept siehe Seite 100 oder Fertigprodukt)
Salz
schwarzer Pfeffer
1 EL eingelegte Kapern
1 EL gehackte Petersilie
150 g Naturjoghurt

1. Die Champignons putzen und je nach Größe halbieren oder vierteln. Die Oliven entsteinen und in Streifen schneiden. Die Essiggurke klein würfeln.

2. Zwiebel und Knoblauchzehen abziehen und fein würfeln. Den Lauch längs halbieren, waschen und in feine Streifen schneiden.
3. Den Speck fein würfeln und in heißem Olivenöl auslassen. Hackfleisch, Zwiebeln, Knoblauch, Lauch und Champignons unter Rühren hinzufügen.
4. Das Tomatenmark zugeben und alles leicht rösten. Die Fleischbrühe aufgießen. Nach dem ersten Aufkochen alles bei kleiner Hitze etwa 10 Minuten ziehen lassen. Mit Salz und Pfeffer würzen.
5. Die Kapern, die Gurkenstückchen und die Petersilie einrühren. Nochmals abschmecken. Eine Kelle der Suppe mit dem Joghurt verrühren. Die restliche Suppe auf Teller verteilen und die Suppen-Joghurt-Mischung darauf geben.

Blumenkohlsalat mit Hüttenkäsedressing

Für 2 Portionen; Zubereitungszeit 30 Minuten

- 1 kleiner Blumenkohl (etwa 500 g)
- Salz
- 1 Spritzer flüssiger Süßstoff
- 200 g dünne Räucherlachsscheiben
- 150 g körniger Hüttenkäse
- Saft von 1/2 Grapefruit
- Kräutersalz
- schwarzer Pfeffer
- 1 Zwiebel
- 1 TL Olivenöl
- 150 g aufgetaute TK-Erbsen
- 50 ml Gemüsebrühe
- Chiligewürz

Nährwerte pro Portion

399 kcal/1672 kJ
41 g Eiweiß
14 g Fett
25 g Kohlenhydrate

1. Den Blumenkohl in kleine Röschen teilen, waschen und in kochendem Salzwasser mit Süßstoff 4 bis 5 Minuten garen. In ein Sieb gießen, kalt abbrausen und abtropfen lassen.
2. Die Räucherlachsscheiben in feinste Streifen schneiden. Den Hüttenkäse mit Grapefruitsaft und 2 EL kaltem Wasser zu einer Sauce rühren. Mit Kräutersalz und Pfeffer würzen.
3. Die Zwiebel abziehen und fein würfeln. Das Olivenöl in einer Pfanne erhitzen und die Zwiebelwürfel darin glasig dünsten. Die Erbsen zugeben, schwenken und die Gemüsebrühe aufgießen. Alles einige Minuten leise kochen lassen und mit Salz und Pfeffer würzen.
4. Die Erbsen auf zwei Teller verteilen und mit Blumenkohlröschen belegen. Alles löffelweise mit dem Hüttenkäsedressing überziehen und die Räucherlachsstreifen darüber geben. Mit einem Hauch Chili bestauben.

Artischockensalat mit Seezungenstreifen

Für 2 Portionen; Zubereitungszeit 30 Minuten

Nährwerte pro Portion

359 kcal/1502 kJ
29 g Eiweiß
24 g Fett
6 g Kohlenhydrate

250 g gehäutetes Seezungenfilet
1 EL Zitronensaft
Salz
schwarzer Pfeffer
4 Stängel Oregano
1 Knoblauchzehe
2 EL Olivenöl
8 eingelegte Artischockenherzen (aus dem Glas)
100 g Oliven, mit Paprika gefüllt
1 Fleischtomate
2 Frühlingszwiebeln
1 Kopfsalatherz

1. Das Seezungenfilet waschen, trockentupfen und schräg in Streifen schneiden. Mit der Hälfte des Zitronensafts beträufeln und mit Salz und Pfeffer rundum bestreuen.

2. Den Oregano waschen, die Blättchen von den Stängeln zupfen und in Streifen schneiden. Die Knoblauchzehe abziehen, durch eine Knoblauchpresse drücken und mit 1 EL Olivenöl verrühren.

3. Die Artischockenherzen sowie die gefüllten Oliven klein schneiden. Zusammen mit dem Knoblauchöl sowie dem Oregano in einer Schüssel locker vermengen.

4. Die Fleischtomate waschen und in kleine Stücke schneiden. Die Frühlingszwiebeln putzen, waschen und klein schneiden. Das Kopfsalatherz in Streifen schneiden, waschen und trockenschleudern.

5. Die Tomatenstücke, Frühlingszwiebeln und das Salatherz unter die übrigen Salatzutaten mengen und alles mit Salz und Pfeffer würzen. Auf zwei Teller verteilen.

6. Das restliche Olivenöl in einer Pfanne erhitzen und die Fischstreifen darin von allen Seiten braten. Auf den Salattellern hübsch anrichten.

Tipp Nach Belieben können Sie zusätzlich Zucchini, Paprika oder Gurke unter den Salat mengen.

Bulgursalat

Für 2 Portionen; Zubereitungszeit 40 Minuten

100 g Bulgur
1 Bund glatte Petersilie
1 kleine Aubergine (etwa 300 g)
Salz
1 Zucchini
1/2 Salatgurke
1 Fleischtomate
2 EL Olivenöl
Saft von 1 Zitrone
1 TL Harissa (siehe Tipp)
100 ml Gemüsebrühe
schwarzer Pfeffer
1 Prise Kreuzkümmel

Nährwerte pro Portion

390 kcal/1633 kJ
11 g Eiweiß
17 g Fett
48 g Kohlenhydrate

1. Den Bulgur in eine Schüssel geben, mit kaltem Wasser bedecken und etwa 10 Minuten quellen lassen. Die Petersilie waschen und trockenschütteln. Die Blättchen von den Stängeln zupfen und fein hacken.

2. Die Aubergine waschen, in dünne Scheiben schneiden und 10 Minuten in kaltes Salzwasser legen. Die Zucchini waschen, Enden entfernen und die Frucht in kleine Stücke schneiden.

3. Die Salatgurke schälen, längs halbieren, entkernen und in Scheiben schneiden. Die Fleischtomate waschen, vierteln und in Stücke schneiden.

4. Den Bulgur in ein Sieb gießen, mehrmals mit kaltem Wasser spülen und gut abtropfen lassen. Die Auberginenscheiben abgießen und mit Küchenkrepp trockentupfen.

5. Die Auberginenscheiben in 1 EL heißem Olivenöl von allen Seiten knusprig braten. Herausnehmen und in einer Schüssel mit Zucchini, Gurke, Tomaten, Petersilie, Zitronensaft und dem restlichen Olivenöl vermengen.

6. Harissa mit Gemüsebrühe verrühren und den Auberginenbratensatz mit der Mischung aufgießen. Bulgur einrühren und den Pfanneninhalt sofort unter den Schüsselinhalt mengen. Alles mit Salz, Pfeffer sowie Kreuzkümmel würzen und auf zwei Teller verteilen.

Tipp Harissa ist eine scharfe Paste aus der arabischen Küche. Sie besteht aus Salz, Knoblauch, Chili, Koriander, Kreuzkümmel und Olivenöl. Falls Sie diese Paste nicht bekommen, können Sie den Salat einfach mit diesen Gewürzen abschmecken.

Nährwerte pro Portion

356 kcal/1492 kJ

29 g Eiweiß

9 g Fett

38 g Kohlenhydrate

Putensalat mit Vollkornreis

Für 2 Portionen; Zubereitungszeit 30 Minuten

50 g Vollkornreis
Salz
1 Stange Staudensellerie
100 g Radieschensprossen
1/2 Romanasalat
100 g Champignons
1 Zwiebel
1 Bund Schnittlauch
150 g gekochte Putenbrust in Scheiben
1 saftige Birne
150 g magerer Naturjoghurt
Saft von 1/2 Rosé-Grapefruit
Kräutersalz
schwarzer Pfeffer

1. Den Vollkornreis in kochendem Salzwasser in etwa 15 Minuten garen. Anschließend in ein Sieb gießen, kalt abbrausen und abtropfen lassen.
2. In der Zwischenzeit den Sellerie putzen, waschen und in kleine Stücke schneiden. Die Radieschensprossen waschen und in einem Sieb abtropfen lassen. Den Romanasalat in Streifen schneiden, waschen und abtropfen lassen.
3. Die Champignons putzen und feinblättrig schneiden. Die Zwiebel abziehen und fein würfeln. Den Schnittlauch waschen, trockenschütteln und in feine Röllchen schneiden.
4. Die Putenbrust in feinste Streifen schneiden. Die Birne schälen, vierteln, von Kerngehäusen befreien und in dünne Scheiben schneiden.
5. Den Joghurt mit Grapefruitsaft und Schnittlauch verrühren. Mit Kräutersalz und Pfeffer würzen.
6. Alle Salatzutaten in einer Schüssel locker vermengen und auf zwei Teller verteilen.

Tipp Als Garnitur eignen sich eingelegte Kapern oder getrocknete, in Olivenöl eingelegte Tomaten.

Lachseier in Salatnestern

Für 2 Portionen; Zubereitungszeit 30 Minuten

2 Eier (Größe L)
1/2 TL Dijonsenf
Salz, schwarzer Pfeffer
1 Spritzer Worcestershiresauce
200 g frisches Lachsfilet ohne Haut
2 EL Olivenöl
Saft von 1/2 Zitrone
1/2 Lollo-Rosso-Salat
1 rote Paprikaschote
1 EL frisch gehackter Dill

Nährwerte pro Portion
411 kcal/1721 kJ
29 g Eiweiß
29 g Fett
8 g Kohlenhydrate

1. Die Eier in etwa 10 Minuten hart kochen. Kalt abschrecken, pellen und halbieren. Die Eigelbe herauslösen und mit Dijonsenf glatt rühren. Mit Salz, Pfeffer und Worcestershiresauce würzen.

2. Die gewürzte Eigelbmasse in die Eierhälften füllen. Den Lachs sehr fein hacken und mit 1/2 EL Olivenöl, etwas Zitronensaft, Salz und Pfeffer anmachen.

3. Den Salat putzen, in kleine Stücke zupfen, waschen und trockenschwenken. Die Paprikaschote waschen, von Stiel, Kernen und weißen Innenstegen befreien und in Würfelchen schneiden.

4. Aus dem restlichen Olivenöl, verbliebenem Zitronensaft, Salz und Pfeffer eine würzige Marinade rühren und mit Salat und Paprikawürfelchen vermischen.

5. Den Salat auf zwei Teller verteilen. Löffelweise Lachs auf den Salat geben und darauf die gewürzten Eierhälften setzen. Üppig mit Dill bestreuen.

Tipp Um auch wirklich ganz frischen Lachs zu bekommen, sollten Sie Ihren Fischhändler fragen, ob der Fisch auch für Sushi geeignet ist. Dazu passt eine Scheibe Low-carb-Brot.

Seitan mit Feldsalat

Für 2 Portionen; Zubereitungszeit 30 Minuten

Nährwerte pro Portion

370 kcal/1548 kJ
35 g Eiweiß
18 g Fett
17 g Kohlenhydrate

300 g Seitan
1 große Zwiebel
4 Tomaten
1 Paprikaschote
150 g Feldsalat
2 EL Kürbiskernöl
2 EL Kräuteressig
Salz
schwarzer Pfeffer

1. Den Seitan in kleine Stücke oder dünne Scheiben schneiden. Die Zwiebel abziehen, halbieren und in Scheiben schneiden. Die Tomaten waschen, halbieren und ebenfalls in Scheiben schneiden.
2. Die Paprikaschote waschen, von Stiel, Kernen und weißen Innenstegen befreien und in Streifen schneiden. Den Feldsalat verlesen, waschen und gut abtropfen lassen.
3. Alle vorbereiteten Zutaten in einer Schüssel mit Kürbiskernöl, Kräuteressig, 1 bis 2 EL lauwarmem Wasser, Salz und Pfeffer anmachen.

Info Seitan ist ein hochwertiger Eiweißträger (Eiweißanteil von über 25 Prozent), der durch die Trennung von Kleie und Stärke des Weizens gewonnen wird. Er schmeckt herzhaft bis nussig. Besonders in der vegetarischen Küche ist er sehr beliebt. In Reformhäusern und Naturkostgeschäften gibt es Seitan in 350- bis 500-g-Packungen.

Gebratener Seitan mit Gemüsen

Für 2 Portionen; Zubereitungszeit 30 Minuten

Nährwerte pro Portion

540 kcal/2259 kJ
49 g Eiweiß
32 g Fett
14 g Kohlenhydrate

1 Zucchini
1 Fenchelknolle
1 grüne Paprikaschote
2 Frühlingszwiebeln
300 g Seitan
2 Eier (Größe S)
50 g geriebener Parmesankäse
2 EL Rapsöl
Salz
schwarzer Pfeffer
1 TL gemischte Kräuter (TK)

1. Die Zucchini waschen und die Enden entfernen. Die Frucht längs vierteln und quer in Scheiben schneiden. Den Fenchel putzen, vierteln, vom Strunk befreien, waschen und in Streifen schneiden.
2. Die Paprikaschote waschen, von Stiel, Kernen und weißen Innenstegen befreien und in dünne Streifen schneiden. Die Frühlingszwiebeln putzen, waschen und klein schneiden. Den Seitan in dünne Scheiben schneiden.
3. Die Eier verquirlen und mit dem Parmesan vermengen. In einer Pfanne 1 TL Rapsöl erhitzen und darin das Gemüse unter Rühren einige Minuten andünsten. Mit Salz, Pfeffer und Kräutern würzen.
4. In einer zweiten Pfanne das restliche Rapsöl erhitzen. Die Seitanscheiben durch die Eiermischung ziehen und im Öl auf beiden Seiten knusprig braten.
5. Das Gemüse auf den Tellern anrichten und die Seitanscheiben darauf legen.

Schinkenspargel auf Rucola

Für 2 Portionen; Zubereitungszeit 30 Minuten

500 g gekochter Spargel (frisch oder aus dem Glas)
100 g gekochter Schinken
2 Bund Rucola
1 Schalotte
1 Knoblauchzehe
1 EL Walnussöl
2 EL Himbeeressig
Salz
schwarzer Pfeffer
2 EL gehackte Walnüsse
250 g Erdbeeren

Nährwerte pro Portion

374 kcal/1564 kJ
20 g Eiweiß
23 g Fett
20 g Kohlenhydrate

1. Die Spargelstangen in etwa 2 cm lange Stücke schneiden. Den Schinken klein würfeln. Den Rucola klein schneiden, waschen und abtropfen lassen.
2. Die Schalotte und die Knoblauchzehe abziehen und fein würfeln. Mit Walnussöl und Himbeeressig verrühren und mit dem Rucola locker vermengen. Mit Salz und Pfeffer würzen.
3. Rucola auf zwei Teller verteilen. Spargelstücke, Schinken und Walnüsse darüber streuen. Die Erdbeeren waschen, klein schneiden und rund um den Salat verteilen.

Tipp Der Salat lässt sich mit anderen Blattsalaten oder Früchten Ihrer Wahl beliebig variieren.

Pilzrührei mit Gemüsen

Für 2 Portionen; Zubereitungszeit 30 Minuten

Nährwerte pro Portion

421 kcal/1763 kJ
26 g Eiweiß
29 g Fett
14 g Kohlenhydrate

- 1 Bund Petersilie
- 1 Zwiebel
- 1 Knoblauchzehe
- 1 großer Kohlrabi (etwa 300 g)
- 250 g Brokkoli
- Salz
- 250 g Austernpilze
- 4 Eier (Größe M)
- 2 EL Olivenöl
- Kräutersalz
- schwarzer Pfeffer
- Saft von 1/2 Zitrone

1. Die Petersilie waschen und trockenschütteln. Die Blättchen von den Stängeln zupfen und fein hacken. Die Zwiebel und die Knoblauchzehe abziehen und klein würfeln.
2. Den Kohlrabi waschen, schälen und in sehr dünne Stifte schneiden. Den Brokkoli in Röschen teilen, waschen und in kochendem Salzwasser blanchieren. In ein Sieb gießen, kalt abbrausen und abtropfen lassen.
3. Die Austernpilze putzen und in Streifen schneiden. Die Eier mit der Hälfte Petersilie verquirlen. Brokkoli und Kohlrabi ringförmig auf zwei Tellern anrichten.
4. 1 EL Olivenöl in einer Pfanne erhitzen und darin die Zwiebelwürfel andünsten. Die Austernpilze hinzufügen und so lange braten, bis der Pilzsaft verdampft ist. Mit Kräutersalz und Pfeffer würzen.
5. Die Eier über die Pilze gießen, stocken lassen und die Pfanne vom Herd ziehen, sodass das Pilzrührei sehr saftig ist. Die restliche Petersilie mit Zitronensaft und verbliebenem Olivenöl verrühren.
6. Die Pilzrühreier in den Tellermitten anrichten und das Gemüse rundherum mit Petersilienmarinade beträufeln.

Tipp Das Rührei ist eine wunderbare Mittagsmahlzeit (Pilze sind abends schwer verdaulich), die viel Fitness und Kraft für den restlichen Tag gibt. Die Austernpilze können durch Champignons oder Pfifferlinge ersetzt werden.

Gemüse mit Vollkornnudeln

Für 2 Portionen; Zubereitungszeit 30 Minuten

50 g Vollkornnudeln
Salz
1 Stange Lauch
100 g Knollensellerie
200 g grüne Bohnen
1 Kästchen Kresse
1/2 Lollo-Rosso-Salat
1 Papaya von etwa 300 g
2 EL Olivenöl
Saft von 1/2 Zitrone
schwarzer Pfeffer
50 ml Gemüsebrühe

Nährwerte pro Portion

295 kcal/1234 kJ
9 g Eiweiß
17 g Fett
27 g Kohlenhydrate

1. Die Vollkornnudeln in kochendem Salzwasser bissfest garen. In der Zwischenzeit den Lauch putzen, längs halbieren, waschen und quer in Streifen schneiden.

2. Den Sellerie schälen und in streichholzgroße Stifte schneiden. Die Bohnen verlesen, waschen und in kochendem Salzwasser blanchieren. In ein Sieb abgießen, kalt abspülen und abtropfen lassen. Die Nudeln abgießen und in einem Sieb abtropfen lassen.

3. Die Kresse aus dem Kästchen schneiden, waschen und abtropfen lassen. Den Salat zerpflücken, waschen und trockenschleudern. Die Papaya schälen, entkernen und das Fruchtfleisch mit einem Sparschäler in dünne Streifen schneiden.

4. In einer Schüssel Kresse, Lollo Rosso und Papaya mit 1 EL Olivenöl, Zitronensaft, Salz und Pfeffer anmachen. Auf zwei große Teller verteilen, dabei in der Mitte Platz lassen.

5. Das restliche Olivenöl erhitzen und darin Selleriestifte und Lauchstreifen andünsten. Mit Gemüsebrühe beträufeln, Bohnen und Vollkornnudeln hinzufügen. Alles unter Schwenken gut erhitzen. Mit Salz und Pfeffer würzen und mittig auf den Tellern verteilen.

Tipp Sie können auch mehr Vollkornnudeln zubereiten, um im Bedarfsfall die Kohlenhydratmenge aufzustocken.

Quinoa mit Rotbarschfilet

Für 2 Portionen; Zubereitungszeit 35 Minuten

Nährwerte pro Portion

552 kcal/2310 kJ
33 g Eiweiß
16 g Fett
69 g Kohlenhydrate

- 200 g Rotbarschfilet ohne Haut
- Saft von 1/4 Zitrone
- Salz
- schwarzer Pfeffer
- 200 g Quinoa (Reformhaus)
- 2 Frühlingszwiebeln
- 100 g Knollensellerie
- etwa 10 Cocktailtomaten
- 1 EL Olivenöl
- 1 Prise Currypulver

1. Das Rotbarschfilet waschen, trockentupfen und in feine Streifen schneiden. Mit Zitronensaft beträufeln und mit Salz und Pfeffer würzen.
2. Quinoa in etwa 1 l kochendes Wasser streuen und dann bei mittlerer Hitze 15 Minuten garen.
3. In der Zwischenzeit die Frühlingszwiebeln putzen, waschen und klein würfeln. Den Sellerie schälen und in Streifen schneiden. Die Cocktailtomaten waschen und halbieren oder vierteln.
4. Quinoa in ein Sieb gießen und abtropfen lassen. Olivenöl in einer größeren Pfanne oder in einem Wok erhitzen. Frühlingszwiebeln und Knollensellerie andünsten und Quinoa hinzufügen. Alles mit Salz, Pfeffer und Curry würzen.
5. Zuletzt die Fischstreifen sowie die Cocktailtomaten unterheben. Bei kleiner Hitze einige Minuten ziehen lassen.

Lachs mit Gemüsen

Für 2 Portionen; Zubereitungszeit 30 Minuten

Nährwerte pro Portion

587 kcal/2458 kJ
49 g Eiweiß
30 g Fett
29 g Kohlenhydrate

- 2 EL Olivenöl
- 2 Lachskoteletts à 200 g
- Saft von 1/2 Zitrone
- Salz, schwarzer Pfeffer
- 1/2 Bund Kerbel, 1 Knoblauchzehe
- 2 Fleischtomaten
- 200 g Zuckerschoten
- 100 g gegarte Kichererbsen (aus der Dose)

1. Den Backofen auf 200 °C (Umluft 180 °C) vorheizen und eine ofenfeste Form mit etwas Olivenöl auspinseln. Die Lachskoteletts mit Zitronensaft beträufeln. Mit Salz und Pfeffer würzen und in die Form legen.
2. Den Kerbel waschen und trockenschütteln. Die Blättchen von den Stängeln zupfen und sehr fein hacken. Die Knoblauchzehe abziehen, durch die Knoblauchpresse drücken. Mit Kerbel sowie restlichem Olivenöl verrühren.

3. Die Fleischtomaten blanchieren, häuten, entkernen und in kleine Stücke schneiden. Die Zuckerschoten in kochendem Salzwasser blanchieren. Mit kaltem Wasser abschrecken und abtropfen lassen.
4. Den Lachs mit den Tomaten, Zuckerschoten sowie den Kichererbsen belegen und mit dem Kerbel-Knoblauch-Olivenöl beträufeln. Alles leicht salzen und pfeffern und mit Alufolie bedecken. Die Form in den Backofen schieben und das Lachs-Gemüse etwa 20 Minuten garen.

Spargel-Wokgemüse mit Redsnapper

Für 2 Portionen; Zubereitungszeit 30 Minuten

250 g Redsnapperfilet ohne Haut
Saft von 1/2 Zitrone
1/2 TL Worcestershiresauce
Kräutersalz
schwarzer Pfeffer
500 g grüner Spargel
1 Radicchio-Salat
1 gelbe Paprikaschote
3 EL Rapsöl
1 EL Pesto (Fertigprodukt)

Nährwerte pro Portion

430 kcal/1801 kJ
35 g Eiweiß
27 g Fett
12 g Kohlenhydrate

1. Das Fischfilet in feine Streifen schneiden. Mit der Hälfte des Zitronensafts, Worcestershiresauce, Kräutersalz und Pfeffer würzen.
2. Den Spargel waschen, etwa 1 cm der Stielenden entfernen und die Stangen in etwa 2 cm lange Stücke schneiden. Den Radicchio in Streifen schneiden, waschen und trockenschleudern.
3. Die Paprikaschote waschen, von Stiel, Kernen und weißen Innenstegen befreien und in hauchdünne Streifen schneiden. Zusammen mit dem Radicchio, 1 EL Rapsöl, restlichem Zitronensaft, Salz und Pfeffer anmachen und auf zwei Teller verteilen.
4. 1 EL Rapsöl in einem Wok erhitzen und darin die Spargelstücke in etwa 8 Minuten knackig braten. Mit Kräutersalz und Pfeffer würzen. Das Pesto mit 3 EL Wasser verrühren und mit dem Spargel vermengen. Auf Salatteller geben.
5. Restliches Rapsöl in einer Pfanne erhitzen und darin unter Schwenken die Fischstreifen einige Minuten braten. Auf dem Spargel verteilen.

Tipp Dazu passt Basmati-Reis. Anstatt Redsnapper können Sie auch anderen Fisch oder Garnelen verwenden.

Auberginenmus mit Schillerlocken

Für 2 Portionen; Zubereitungszeit 50 Minuten

Nährwerte pro Portion

397 kcal/1660 kJ
27 g Eiweiß
27 g Fett
12 g Kohlenhydrate

- 1 Aubergine (etwa 400 g)
- je 1 frischer Rosmarin- und Thymianzweig
- 5 Knoblauchzehen
- 2 EL Olivenöl
- Kräutersalz
- schwarzer Pfeffer
- 1 rote Paprikaschote
- 250 g Schillerlocken
- 1 TL Tomatenmark
- 1 TL Aceto balsamico
- einige frische Oreganoblättchen

1. Den Backofen auf 200 °C (Umluft 180 °C) vorheizen. Die Aubergine waschen, längs halbieren und mit einer Gabel die Haut mehrmals einstechen. Mit den Schnittflächen nach oben auf ein Backblech legen.
2. Kräuterzweige waschen und zusammen mit den ungeschälten Knoblauchzehen auf die Auberginenhälften legen. Mit 1 EL Olivenöl beträufeln und mit Kräutersalz und Pfeffer würzen.
3. Die Auberginenhälften in den Backofen schieben und 40 Minuten garen. In der Zwischenzeit die Paprikaschote waschen, von Stiel, Kernen und weißen Innenstegen befreien und in etwa 2 cm große Stücke schneiden. Die Schillerlocken quer in dünne Scheiben schneiden.
4. Auberginenhälften sowie die Knoblauchzehen aus den Schalen lösen und mit restlichem Olivenöl, Tomatenmark und Aceto balsamico fein pürieren. Mit Kräutersalz und Pfeffer würzen.
5. Das Auberginenmus teelöffelweise auf die Paprikastückchen geben und darauf je ein Stück Schillerlocke setzen. Restliches Mus in eine Portionsschale füllen und mit Oregano garnieren.

Tipp Halten Sie für das Mus Fetakäse, Gurke oder Zucchini – alles in mundgerechten Stücken – zum Dippen bereit.

Gegrillter Thunfisch mit Kaviarjoghurt

Für 2 Portionen; Zubereitungszeit 30 Minuten

1 EL Olivenöl
4 Stängel frischer Dill
Saft von 1/2 Zitrone
1 Gläschen schwarzer Kaviar (etwa 40 g)
300 g magerer Naturjoghurt
schwarzer Pfeffer
1 Kopfsalatherz
2 Fleischtomaten
2 Stück Thunfischfilet à etwa 150 g
Kräutersalz

Nährwerte pro Portion

550 kcal/2301 kJ
48 g Eiweiß
34 g Fett
11 g Kohlenhydrate

1. Den Backofen auf 200 °C (Umluft 180 °C) mit Grillstufe vorheizen. 2 Blatt Alufolien mit etwas Olivenöl bestreichen.
2. Den Dill waschen und trockenschütteln. Die Blättchen von den Stängeln zupfen und fein hacken.
3. Den gehackten Dill mit der Hälfte des Zitronensafts und dem Kaviar unter den Joghurt rühren. Nur mit Pfeffer würzen, da Kaviar schon sehr salzig ist.
4. Das Salatherz in Streifen schneiden, waschen und trockenschleudern. Die Fleischtomaten waschen, in hauchdünne Scheiben schneiden und flächig auf zwei Teller verteilen. Mit etwas Kaviarjoghurt überziehen und die Salatstreifen darüber streuen.
5. Die Fischfilets waschen, trockentupfen, beidseitig mit Kräutersalz und Pfeffer würzen. Je eines auf ein geöltes Alufolienstück legen, mit restlichem Olivenöl und Zitronensaft beträufeln. Im Backofen in 8 bis 10 Minuten grillen.
6. Die Thunfischscheiben auf die Teller geben und mit restlichem Kaviarjoghurt überziehen.

Tipp Statt Thunfisch können Sie auch anderen Fisch, wie z. B. Lachs, Forelle, Kabeljau oder Rotbarsch, verwenden. Zum Thunfisch schmeckt frisches Fladenbrot.

Lammspießchen mit Walnusscreme

Für 2 Portionen; Zubereitungszeit 30 Minuten

Nährwerte pro Portion

511 kcal/2139 kJ
29 g Eiweiß
42 g Fett
4 g Kohlenhydrate

30 g fein gehackte Walnüsse
200 g Lammfilets, 1 Zucchini
2 Frühlingszwiebeln
je 1 Prise gemahlener Kreuzkümmel und Koriander, Salz
schwarzer Pfeffer
1 Eigelb (Größe S)
1/2 TL mittelscharfer Senf
3 EL Olivenöl, 1 EL Weißweinessig
1 Spritzer Worcestershiresauce

1. Die Walnüsse in einer beschichteten Pfanne unter Schwenken so lange rösten, bis sie duften. Auf einen Teller geben und beiseite stellen.
2. Die Lammfilets in schmale Streifen schneiden. Die Zucchini waschen, Enden entfernen und die Frucht längs in Viertel und quer in Scheiben schneiden. Die Frühlingszwiebeln putzen, waschen und vierteln.
3. Fleisch, Zucchini und Frühlingszwiebeln abwechselnd auf zwei Spieße stecken. Mit Kreuzkümmel, Koriander, Salz und Pfeffer würzen.
4. Eigelb mit Senf cremig rühren und unter heftigem Schlagen nach und nach 2 EL Olivenöl unterrühren. Mit Essig, Worcestershiresauce, Salz und Pfeffer würzen.
5. In einer Pfanne das restliche Öl erhitzen und die Spieße darin von allen Seiten braten; auf Tellern anrichten. Die Sauce mit den Walnüssen vermischen und löffelweise über die Spieße geben.

Tipp Dazu passt am besten Basmati-Reis oder Vollkornnudeln.

Fruchtiger Selleriesalat mit Nüssen

Für 2 Portionen; Zubereitungszeit 30 Minuten

Nährwerte pro Portion

496 kcal/2076 kJ
8 g Eiweiß
32 g Fett
44 g Kohlenhydrate

250 g Knollensellerie
250 g vollreife Ananas (Babyananas)
2 säuerliche Äpfel
Saft von 1/2 Zitrone
1 Eigelb (Größe M)
1/4 TL mittelscharfer Senf
2 EL Olivenöl
1 EL Balsamico bianco
Kräutersalz
schwarzer Pfeffer
1 EL gehackte Petersilie
40 g gehackte Walnüsse

1. Den Sellerie schälen, waschen und in Stifte schneiden. Das Ananasstück schälen, vom Strunk befreien und in mundgerechte Stücke schneiden.
2. Die Äpfel waschen, schälen und von den Kerngehäusen befreien. Das Fruchtfleisch klein schneiden. Sellerie und Äpfel mit Zitronensaft beträufeln.
3. Für die Mayonnaise mit einem elektrischen Handrührgerät Eigelb und Senf cremig rühren. Nach und nach das Olivenöl (und eventuell etwas lauwarmes Wasser) unterschlagen, bis eine cremige Konsistenz erreicht ist.
4. Die Mayonnaise mit Balsamico, Kräutersalz und Pfeffer würzen und mit den vorbereiteten Zutaten locker vermengen. Auf Teller verteilen und mit Petersilie sowie Walnüssen bestreuen.

Döner mit Joghurtsauce

Für 2 Portionen; Zubereitungszeit 30 Minuten

100 g schwarze Oliven
4 Stängel Dill, 1 kleine Salatgurke
2 Knoblauchzehen
300 g magerer Naturjoghurt
Salz, schwarzer Pfeffer
1 rote Paprikaschote
300 g mageres Kalbfleisch
1 EL Olivenöl

Nährwerte pro Portion

515 kcal/2156 kJ
47 g Eiweiß
30 g Fett
13 g Kohlenhydrate

1. Die Oliven entsteinen und klein schneiden. Den Dill waschen und trockenschütteln. Die Blättchen von den Stängeln zupfen und klein hacken.
2. Die Salatgurke schälen, längs halbieren und die Kerne herauskratzen. Die Gurkenhälften auf einer Küchenreibe fein raspeln und ausdrücken.
3. Die Knoblauchzehen abziehen und in den Joghurt pressen. Mit Dill, Oliven und Gurken verrühren und mit Salz und Pfeffer würzen.
4. Die Paprikaschote waschen, von Stiel, Kernen und weißen Innenstegen befreien und in kleine Stücke schneiden. Das Kalbfleisch in hauchdünne Streifen schneiden und mit Salz und Pfeffer würzen.
5. Das Olivenöl in einer beschichteten Pfanne erhitzen und darin die Fleischstreifen von allen Seiten scharf braten. Die Joghurtsauce flächig auf Teller verteilen, darauf die Fleischstreifen geben und mit Paprikastücken bestreuen.

Tipp Sie können zum Döner noch Kopfsalat- und Zwiebelstreifen sowie gebratene Zucchinischeiben reichen. Außerdem schmeckt ein Fladenbrot sehr gut dazu – passen Sie aber auf, nicht zu viele Kalorien aufzunehmen.

Grilltomaten mit Straußenstew

Für 2 Portionen; Zubereitungszeit 30 Minuten

Nährwerte pro Portion

514 kcal/2151 kJ
48 g Eiweiß
32 g Fett
9 g Kohlenhydrate

- 3 EL Olivenöl
- 2 Fleischtomaten
- Kräutersalz
- schwarzer Pfeffer
- 40 g geriebener Parmesankäse
- 300 g Straußenfilet
- 250 g grüne Bohnen
- Salz
- 250 g Champignons
- 1 kleine Zwiebel
- 1 TL getrockneter Thymian
- 100 ml entfettete Gemüsebrühe

1. Den Backofen auf 200 °C (Umluft 180 °C) vorheizen und eine Auflaufform mit 1 TL Olivenöl ausstreichen. Die Fleischtomaten waschen, halbieren und in die Auflaufform setzen. Mit Kräutersalz und Pfeffer würzen. Mit Parmesan bestreuen und mit 1 TL Olivenöl beträufeln.
2. Die Tomaten in den Backofen schieben und in etwa 20 Minuten knusprig backen. Inzwischen das Straußenfilet in feinste Streifen schneiden und mit Kräutersalz sowie Pfeffer würzen.
3. Bohnen verlesen, waschen und in kochendem Salzwasser blanchieren. Abgießen, kalt abbrausen und abtropfen lassen. Die Champignons putzen und je nach Größe halbieren oder vierteln. Die Zwiebel abziehen und fein würfeln.
4. In einer Pfanne 1 TL Olivenöl erhitzen und darin die Fleischstreifen von allen Seiten scharf braten. Auf einen Teller geben und beiseite stellen.
5. Das restliche Olivenöl zum Bratensatz geben und darin die Zwiebelwürfel andünsten. Champignons zufügen und braten, bis der Pilzsaft verdampft ist.
6. Bohnen zugeben, alles mit Kräutersalz, Pfeffer und Thymian würzen und mit Brühe beträufeln. Die Fleischstreifen zugeben, nochmals abschmecken und rund um die Grilltomaten in die Auflaufform geben. Sofort servieren.

Tipp Dazu passen mit Schale gegarte Frühkartoffeln.

Käse-Zwiebel-Rostbraten auf Kopfsalat

Für 2 Portionen; Zubereitungszeit 30 Minuten

1/2 Kopfsalat
100 g blaue und weiße Weintrauben
1 große Zwiebel
2 EL Olivenöl
2 Entrecotes à etwa 150 g
schwarzer Pfeffer
Salz
50 g geriebener Goudakäse
1 EL Aceto balsamico

Nährwerte pro Portion

487 kcal/2039 kJ
47 g Eiweiß
28 g Fett
11 g Kohlenhydrate

1. Den Kopfsalat zerpflücken, in Streifen schneiden, waschen und abtropfen lassen. Die Trauben von den Stielen zupfen, waschen und halbieren.
2. Den Backofen auf 200 °C (Umluft 180 °C) mit Grillstufe vorheizen. Die Zwiebel abziehen, halbieren und in feine Streifen schneiden. In einer beschichteten Pfanne 1 TL Olivenöl erhitzen und Zwiebelstreifen darin rösten.
3. Die Entrecotes pfeffern und in 1 TL Olivenöl auf jeder Seite 3 bis 4 Minuten braten. Auf ein Backblech legen und salzen.
4. Die Fleischscheiben zuerst mit Zwiebelstreifen belegen und dann Käse darüber streuen. In den vorgeheizten Backofen schieben und kurz überbacken.
5. Salatstreifen und Weintrauben mit restlichem Olivenöl, Aceto balsamico, Salz und Pfeffer anmachen und auf zwei Teller verteilen. Je ein überbackenes Entrecote dazugeben.

PHASE III

Sehen Sie den Verzicht auf Lebensmittel mit hohem GLYX nicht als Entbehrung oder Mühe an, letztendlich dient diese Maßnahme der schlanken Linie und damit Ihrer Gesundheit.

Die gute Nachricht vorweg: Nach den Diätphasen I und II haben Sie nun Ihr Wunschgewicht erreicht. Sie fühlen sich rundherum wohl – jetzt gilt es, diesen Erfolg zu halten.

Gewicht halten

Wie immer im Leben gibt es einen Haken an der Sache. Damit Sie Ihr Gewicht auf Dauer halten, ist es nötig, dass Sie sich an einen »Ess-Fahrplan« halten. Achten Sie weiterhin auf eine kohlenhydratbewusste Ernährung. Produkte mit hohen GLYX-Werten sollten Sie ebenso wie XXL-Portionen meiden. Diese neuen Ernährungsgewohnheiten müssen Ihnen im wahrsten Sinne des Wortes in Fleisch und Blut übergehen. Keine Weißmehlprodukte, stattdessen in Maßen Vollkornprodukte, keine Süßigkeiten, stattdessen die Süße von Früchten, keine Fertigmahlzeiten mit einer langen Zutaten- und Zusatzstoffliste, sondern vitaminreiche selbst zubereitete Mahlzeiten.

Grundsätzlich können sie in der Phase III bei den Kohlenhydraten nochmals zulegen. Wählen Sie selbst aus der unten stehenden Tabelle bis zu 100 Gramm Kohlenhydrate pro Person und Tag aus – am besten verteilt auf bis zu zwei

Beilagen in Phase III – Angaben für je ca. 50 Gramm Kohlenhydrate

Lebensmittel	kcal / kJ	Eiweiß	Fett	Menge des Lebensmittels
Basmati-Reis/geschälter Reis	174 / 730	3 g	0,3 g	65 g
Bulgur/Vollkornweizen	157 / 655	6 g	1,0 g	80 g
Couscous	173 / 722	8 g	0,3 g	65 g
Fladenbrot	118 / 493	4 g	1,0 g	100 g
Glasnudeln	168 / 704	(unbekannt)	0,1 g	125 g
Hirse	177 / 740	5 g	2,0 g	70 g
Kartoffeln (frisch gegart)	236 / 987	1 g	0,0 g	338 g
Parboiled Reis	176 / 735	3 g	0,3 g	65 g
Quinoa	169 / 708	7 g	2,5 g	80 g
Vollkorn-Nudeln (ohne Ei)	161 / 676	7 g	1,0 g	80 g
Weichweizen	176 / 735	6 g	1,0 g	70 g
Wilder Reis	175 / 732	4 g	1,0 g	70 g

50-Gramm-Portionen. Wir lassen Ihnen die Freiheit, den Fisch oder das Fleisch mit Basmati- oder Parboiled-Reis oder Vollkorn-Nudeln zu essen – ganz nach Ihren persönlichen Vorlieben. Vergessen Sie allerdings nicht, die Nährwerte in den Rezepten dazuzuzählen.

Für alle, die jetzt mit ihrem Gewicht zufrieden sind und es halten wollen, sowie für diejenigen, die körperlich sehr aktiv sind, können die Kalorien selbstverständlich erhöht werden – dann am besten durch weitere Zulagen von kohlenhydratreichen Lebensmitteln mit günstigem GLYX-Faktor.

Zwei Frühstücke für Phase III

Leinsamenjoghurt mit Papaya

Für 2 Portionen; Zubereitungszeit 10 Minuten

1 saftige Papaya von etwa 300 g
300 g fettarmer Naturjoghurt
4 EL Leinsamen

1. Die Papaya schälen, längs halbieren, entkernen und in dünne Spalten schneiden. Den Joghurt mit Leinsamen verrühren.
2. Die Papayaspalten auf zwei Schalen verteilen und mit Joghurt überziehen.

Nährwerte pro Portion

176 kcal/735 kJ
10 g Eiweiß
8 g Fett
29 g Kohlenhydrate

Hirsebrei mit Pistazien

Für 2 Portionen; Zubereitungszeit 15 Minuten

1/4 l Magermilch
5 EL Hirseflocken
50 g ungesalzene Pistazien
1 saftiger Pfirsich
1 Apfel

1. Die Milch aufkochen und die Hirseflocken einrühren. Unter ständigem Rühren etwa 1 Minute kochen lassen. Anschließend den Topf vom Herd ziehen und den Brei abkühlen lassen. Die Pistazien unterrühren.
2. Den Pfirsich waschen, entsteinen und in kleine Stücke schneiden und in zwei Portionsschalen geben. Den Hirsebrei darüber verteilen. Den Apfel waschen, schälen, entkernen und fein darüber reiben.

Nährwerte pro Portion

343 kcal/1436 kJ
12 g Eiweiß
15 g Fett
40 g Kohlenhydrate

16 Rezepte für Mittag- und Abendessen in Phase III

Kidneybohnensalat mit Käse

Nährwerte pro Portion

463 kcal/1937 kJ
27 g Eiweiß
30 g Fett
21 g Kohlenhydrate
+ Kohlenhydratbeilage nach Wahl (siehe S. 120)

Für 2 Portionen; Zubereitungszeit 30 Minuten

2 Eier (Größe S)
300 g Kidneybohnen (Dose)
1/2 Römersalat
2 rote Zwiebeln
1 Knoblauchzehe
50 g magerer Räucherspeck
2 EL Olivenöl
Saft von 1/2 Limette (oder Zitrone)
Salz
schwarzer Pfeffer
50 g geraspelter Käse (z. B. Gouda oder Cheddar)

1. Die Eier in etwa 10 Minuten hart kochen. Kalt abschrecken, pellen und einmal längs und einmal quer durch den Eierschneider drücken. Die Kidneybohnen in einem Sieb abtropfen lassen.
2. Den Römersalat in Streifen schneiden, waschen und abtropfen lassen. Die Zwiebeln abziehen und in hauchdünne Ringe schneiden. Die Knoblauchzehe abziehen und fein würfeln.
3. Den Speck fein würfeln und zusammen mit der Knoblauchzehe in 1 TL Olivenöl anbraten. Aus restlichem Öl und Limettensaft ein Dressing rühren.
4. Die vorbereiteten Zutaten miteinander vermengen. Das Dressing darüber geben und mit Salz und Pfeffer würzen und den Salat nochmals mischen. Zum Schluss den Käse über den Salat streuen und mit Beilage servieren.

Tipp Sie können ein bis zwei Scheiben Low-carb-Brot dazu essen.

Avocadoquark auf Gurke

Nährwerte pro Portion

349 kcal/1461 kJ
14 g Eiweiß
27 g Fett
12 g Kohlenhydrate
+ Kohlenhydratbeilage nach Wahl (siehe S. 120)

Für 2 Portionen; Zubereitungszeit 20 Minuten

1/2 Salatgurke
1/2 Bund Schnittlauch
1 rote Paprikaschote
1 reife Avocado
Saft von 1/2 Zitrone
150 g Magerquark
Salz, schwarzer Pfeffer
1 Prise Chiligewürz

1. Die Salatgurke waschen, gut abreiben und mit der Schale in etwa 5 mm dicke Scheiben schneiden. Den Schnittlauch waschen und trockenschütteln. In Röllchen schneiden. Die Paprikaschote waschen, von Stiel, Kernen und weißen Innenstegen befreien und sehr klein würfeln.
2. Die Avocado schälen, den Kern entfernen und das Fruchtfleisch mit einer Gabel zerdrücken. Mit Zitronensaft und Magerquark verrühren. Mit Salz, Pfeffer und Chili würzen.
3. Den Avocadoquark auf die Gurkenscheiben verteilen und mit Schnittlauch bestreuen, dazu eine Beilage essen.

Gratinierte Papayahälften

Für 2 Portionen; Zubereitungszeit 30 Minuten

2 EL Olivenöl
2 Tomaten
1/2 Bund Koriandergrün
3 Frühlingszwiebeln
1 reife Papaya von etwa 400 g
Salz
schwarzer Pfeffer
1 Msp. gemahlene Muskatblüte (Macis)
50 g geriebener Käse (Gouda, Edamer, Parmesan)

1. Den Backofen auf 200 °C (Umluft 180 °C) vorheizen und eine Auflaufform mit etwas Olivenöl ausstreichen. Die Tomaten blanchieren, häuten, entkernen und in kleine Würfel schneiden.
2. Den Koriander waschen und trockenschütteln. Die Blättchen von den Stängeln zupfen und fein hacken. Die Frühlingszwiebeln putzen, waschen und fein würfeln.
3. Die Papaya waschen, längs halbieren und entkernen. Das Fruchtfleisch größtenteils herauslösen und in kleine Stücke schneiden.
4. In einer Pfanne 1 EL Olivenöl erhitzen und darin die Frühlingszwiebeln, Tomaten sowie die Papayastücke 2 Minuten andünsten. Mit Salz, Pfeffer und Muskat würzen und den Koriander unterziehen.
5. Den Pfanneninhalt in die Papayahälften füllen, mit Käse bestreuen und mit restlichem Olivenöl beträufeln. Im vorgeheizten Backofen in etwa 15 Minuten gratinieren. Zu den Papayahälften nach Belieben eine Beilage reichen.

Nährwerte pro Portion

275 kcal/1150 kJ
9 g Eiweiß
23 g Fett
9 g Kohlenhydrate
+ Kohlenhydratbeilage nach Wahl (siehe S. 120)

Nährwerte pro Portion

267 kcal/1116 kJ
33 g Eiweiß
3 g Fett
24 g Kohlenhydrate
+ Kohlenhydratbeilage nach Wahl (siehe S. 120)

Orangiger Spargel

Für 2 Portionen; Zubereitungszeit 15 Minuten

500 g gekochte Spargelstangen (frisch oder aus dem Glas)
2 Orangen
100 g gekochter Schinken
250 g Quark (0,2 % Fett)
1 EL frisch gehackte Petersilie
Salz
schwarzer Pfeffer
1 Kopfsalatherz
Paprikapulver edelsüß und rosenscharf

1. Die Spargelstangen quer in 2 bis 3 cm große Stücke schneiden. Eine Orange auspressen und 1/3 des Safts über die Spargelstücke träufeln. Die zweite Orange so schälen, dass auch die weiße Haut entfernt wird, und aus den Fruchtfleischsegmenten Filets herausschneiden. Das restliche Fruchtfleisch auspressen.
2. Den Schinken sehr fein würfeln. Den Quark mit Orangensaft und Petersilie glatt rühren. Mit Salz und Pfeffer würzen und Orangenfilets, Spargelstücke sowie den Schinken unterziehen.
3. Das Kopfsalatherz zerpflücken, waschen und trockenschleudern. Die Salatblätter auf zwei Tellern anrichten und den Quark löffelweise darauf geben. Mit beiden Sorten Paprikapulver bestauben und einer Beilage nach Belieben servieren.

Tipp Dazu passt pro Person auch eine Scheibe Low-carb-Brot.

Kokosgemüse mit Muscheln

Für 2 Portionen; Zubereitungszeit 30 Minuten

1 kg küchenfertige Miesmuscheln
Salz
2 Knoblauchzehen
1/2 Bund Suppengemüse (Lauch, Möhren und Knollensellerie)
1 EL Rapsöl
1/4 TL Currypulver
schwarzer Pfeffer
100 ml entfettete Gemüsebrühe
100 ml ungesüßte Kokosnussmilch (aus der Dose)

Nährwerte pro Portion

445 kcal/1863 kJ
52 g Eiweiß
15 g Fett
25 g Kohlenhydrate
+ Kohlenhydratbeilage nach Wahl (siehe S. 120)

1. Die Muscheln kalt abwaschen. Dann in etwa 1/2 l kochendes Salzwasser geben und den Topf mit einem Deckel verschließen. So lange dämpfen, bis sich die Muscheln geöffnet haben. Abgießen und noch geschlossene Muscheln aussortieren und wegwerfen.
2. Die Muscheln aus den Schalen lösen. Die Knoblauchzehen abziehen und fein würfeln. Das Suppengemüse putzen, Möhren und Knollensellerie schälen, alles in feine Streifen schneiden.
3. Das Rapsöl in einer großen Pfanne oder in einem Wok erhitzen. Unter ständigem Rühren Knoblauchwürfel und Gemüsestreifen andünsten. Mit Currypulver, Salz und Pfeffer würzen. Mit Brühe und Kokosnussmilch aufgießen und kurz aufkochen lassen. Die Hitze reduzieren und die Muscheln unterziehen. Nochmals abschmecken und dann mit einer Beilage nach Wahl anrichten.

Tipp Sie können auch tiefgekühlte Muscheln oder gekochte, eingelegte Muscheln aus dem Glas verwenden.

Peperonata mit Seezungenstreifen

Für 2 Portionen; Zubereitungszeit 30 Minuten

Nährwerte pro Portion

507 kcal/2124 kJ
34 g Eiweiß
31 g Fett
22 g Kohlenhydrate
+ Kohlenhydratbeilage nach Wahl (siehe S. 120)

1 kleine Zwiebel
2 Knoblauchzehen
2 Fleischtomaten
3 rote Paprikaschoten
½ Bund glatte Petersilie
250 g Seezungenfilets
1 TL Zitronensaft
Salz
schwarzer Pfeffer
2 EL Olivenöl
100 ml Gemüsebrühe
50 g Pinienkerne

1. Die Zwiebel und die Knoblauchzehen abziehen und fein würfeln. Die Fleischtomaten blanchieren, häuten, entkernen und in kleine Stücke schneiden. Die Paprikaschoten waschen, von Stielen, Kernen und weißen Innenstegen befreien und in etwa 1 cm große Stücke schneiden.

2. Die Petersilie waschen und trockenschütteln. Die Blättchen von den Stängeln zupfen und fein hacken. Die Seezungenfilets waschen, trockentupfen und in Streifen schneiden. Mit Zitronensaft beträufeln und mit Salz und Pfeffer würzen.

3. 1 EL Olivenöl in einem Topf erhitzen und die Zwiebel- und Knoblauchwürfel darin andünsten. Die Paprikastücke zufügen, alles etwa 3 Minuten braten und mit Gemüsebrühe beträufeln. Mit Salz und Pfeffer würzen und zuletzt die Tomatenstücke einrühren. Bei mittlerer Hitze etwa 10 Minuten garen.

4. Restliches Olivenöl in einer Pfanne erhitzen und darin die Fischstreifen von allen Seiten 2 Minuten braten. Die Petersilie in das Paprikagemüse rühren, nochmals abschmecken und auf Teller verteilen. Mit Seezungenstreifen belegen und mit Pinienkernen bestreuen – wählen Sie dazu Ihre Lieblingsbeilage.

Tipp Statt Seezunge können Sie auch ein anderes Fischfilet Ihrer Wahl verwenden.

Kalbskoteletts à la Saltimbocca mit Käsespinat

Für 2 Portionen; Zubereitungszeit 30 Minuten

2 Kalbskoteletts (mit Knochen) à 150 g
Salz
schwarzer Pfeffer
2 Scheiben Parmaschinken
8 frische Salbeiblättchen
3 EL Olivenöl
100 ml entfettete Fleischbrühe
1 kleine Zwiebel
2 Knoblauchzehen
500 g junger Blattspinat
100 ml entfettete Gemüsebrühe
1 Prise gemahlener Muskat
50 g Gorgonzola piccante

Nährwerte pro Portion

628 kcal/2629 kJ
52 g Eiweiß
44 g Fett
4 g Kohlenhydrate
+ Kohlenhydratbeilage nach Wahl (siehe S. 120)

1. Die Kalbskoteletts mit Salz und Pfeffer würzen. Auf jedem Kotelett eine Scheibe Parmaschinken sowie zwei Salbeiblättchen mit einem Hölzchen oder Zahnstocher fixieren.
2. In einer beschichteten Pfanne 1 EL Olivenöl erhitzen und die beiden Koteletts darin auf jeder Seite anbraten. Mit Fleischbrühe begießen, die Pfanne mit einem Deckel verschließen und die Koteletts in etwa 20 Minuten gar schmoren.
3. In der Zwischenzeit Zwiebel und Knoblauchzehen abziehen und fein würfeln. Den Spinat verlesen, waschen und in einem Sieb abtropfen lassen. In einem Topf das restliche Olivenöl erhitzen und darin Zwiebel- und Knoblauchwürfel andünsten.
4. Den Topfinhalt mit Gemüsebrühe aufgießen und die Spinatblätter hinzufügen. Alles mit Salz, Pfeffer und Muskat würzen. Den Gorgonzola mit einer Gabel zerkleinern und unter den Spinat geben. Kurz ziehen lassen.
5. Den Spinat flächig auf Teller verteilen und je ein Kalbskotelett darauf geben. Mit restlichen Salbeiblättern belegen und mit einer Beilage nach Wahl servieren.

Tipp Statt 500 g frischem Blattspinat können Sie auch 300 g tiefgekühlten Spinat verwenden.

Fleisch und Gemüse vom Blech

Für 2 Portionen; Zubereitungszeit 40 Minuten

Nährwerte pro Portion

472 kcal/1975 kJ
32 g Eiweiß
35 g Fett
7 g Kohlenhydrate
+ Kohlenhydratbeilage nach Wahl (siehe S. 120)

- 2 EL Olivenöl
- 1 Schweinemedaillons à 50 g
- 1 kleines Lammkotelett
- 2 kleine Putensteaks à etwa 50 g
- Salz, schwarzer Pfeffer
- 1 Fenchelknolle
- 50 g schwarze Oliven
- 4 kleine Strauchtomaten
- 4 Knoblauchzehen, 50 g Mozzarella
- 1 TL getrocknete italienische Kräuter

1. Den Backofen auf 200 °C (Umluft 180 °C) mit Grillstufe vorheizen und ein Backblech mit 1 EL Olivenöl bestreichen. Die Fleischteile mit Salz und Pfeffer würzen und auf das Backblech legen.

2. Die Fenchelknolle putzen, waschen, längs vierteln und vom Strunk befreien. Die Oliven entsteinen und in Streifen schneiden. Die Strauchtomaten waschen und je nach Größe halbieren oder vierteln. Die Knoblauchzehen abziehen und in Streifen schneiden.

3. Das Gemüse rund um das Fleisch auf das Blech geben und mit Salz und Pfeffer würzen. Den Mozzarella sehr klein würfeln und über die Zutaten streuen. Restliches Olivenöl mit den Kräutern verrühren und darüber träufeln.

4. Das Backblech in den vorgeheizten Backofen schieben und die Zutaten in etwa 30 Minuten garen. Wählen Sie dazu eine Beilage von Seite 120.

Chopsuey mit Wildreis

Für 2 Portionen; Zubereitungszeit 30 Minuten

Nährwerte pro Portion

445 kcal/1865 kJ
39 g Eiweiß
12 g Fett
42 g Kohlenhydrate

- 4 getrocknete Tongu-Pilze (chinesische Pilze)
- 250 g Schweinelendchen
- 150 g frische Bambussprossen
- 150 g Champignons
- 1 kleine Zwiebel
- 1 Knoblauchzehe
- 100 g frische Sojabohnensprossen
- 1 EL Erdnussöl
- 2 EL chinesischer Reiswein
- 2 EL helle Sojasauce
- 100 g gekochter Wildreis
- Salz, schwarzer Pfeffer

1. Die Tongu-Pilze mit heißem Wasser begießen und 10 Minuten quellen lassen. In der Zwischenzeit das Schweinefleisch in sehr dünne Streifen schneiden. Die Bambussprossen in Scheiben schneiden. Die Champignons putzen und je nach Größe halbieren oder vierteln.

2. Zwiebel und Knoblauchzehe abziehen und fein würfeln. Die Sojabohnensprossen waschen und in einem Sieb abtropfen lassen. Die Tongu-Pilze gut ausdrücken, harte Stiele entfernen und die Pilzköpfe in Streifen schneiden.

3. In einem Wok oder in einer Pfanne das Erdnussöl erhitzen und darin die Zwiebel- und Knoblauchwürfel andünsten. Die Fleischstreifen einstreuen und unter Schwenken braten. Nach und nach die vorbereiteten Zutaten hinzufügen und alles mit Reiswein sowie mit Sojasauce beträufeln.

4. Zuletzt den Wildreis unterheben und mit Salz und Pfeffer würzen.

Perlhuhnbrüstchen auf Gemüse

Für 2 Portionen; Zubereitungszeit 30 Minuten

2 Perlhuhnbrüstchen à etwa 150 g
Salz, schwarzer Pfeffer
2 dünne Scheiben Räucherspeck
2 EL Rapsöl
1 kleine Kohlrabiknolle
1 kleine Möhre
1 kleine Zucchini
1/2 Bund glatte Petersilie
50 ml trockener Weißwein

Nährwerte pro Portion

371 kcal/1554 kJ
40 g Eiweiß
17 g Fett
6 g Kohlenhydrate
+ Kohlenhydratbeilage nach Wahl (siehe S. 120)

1. Den Backofen auf 200 °C (Umluft 180 °C) vorheizen. Die Perlhuhnbrüstchen mit Salz und Pfeffer würzen und mit je einer Speckscheibe umwickeln.

2. In einer ofenfesten Pfanne 1 EL Rapsöl erhitzen und darin die Perlhuhnbrüstchen von allen Seiten anbraten. Die Pfanne in den vorgeheizten Backofen schieben und die Perlhuhnbrüstchen in etwa 15 Minuten fertig braten.

3. In der Zwischenzeit das Gemüse waschen, Kohlrabi und Möhre schälen. Die Gemüse in kleine Stücke schneiden. Die Petersilie waschen und trockenschütteln. Die Blättchen von den Stängeln zupfen und fein hacken.

4. Das restliche Rapsöl in einer Pfanne erhitzen und die Gemüsestücke darin anbraten. Mit Weißwein ablöschen und mit Salz und Pfeffer würzen. Das Gemüse in etwa 5 Minuten knackig garen.

5. Die Perlhuhnbrüstchen aus dem Ofen nehmen, kurz ruhen lassen und dann schräg in dünne Scheiben schneiden. Zusammen mit dem Gemüse auf Tellern anrichten und mit Petersilie bestreuen, eine Beilage nach Wahl dazu reichen.

Gebratene Spaghetti mit Pute

Für 2 Portionen; Zubereitungszeit 30 Minuten

Nährwerte pro Portion

490 kcal/2053 kJ
45 g Eiweiß
22 g Fett
27 g Kohlenhydrate

- 50 g Vollkornspaghetti
- Salz
- 50 g ungesalzene Erdnusskerne
- 250 g Putenbrustfilet
- 1/2 Stange Lauch
- 1 Knoblauchzehe
- 250 g Weißkohl
- 1 EL Erdnussöl
- 100 ml Gemüsebrühe
- 2 EL helle Sojasauce
- Salz
- schwarzer Pfeffer

1. Die Spaghetti in kochendem Salzwasser bissfest garen. In der Zwischenzeit die Erdnusskerne in einer beschichteten Pfanne so lange rösten, bis sie duften. Auf einen Teller geben und beiseite stellen. Das Putenbrustfilet in schmale Streifen schneiden.
2. Den Lauch putzen, längs halbieren, waschen und quer in Streifen schneiden. Die Knoblauchzehe abziehen und fein würfeln. Den Weißkohl in Streifen schneiden, waschen und gut abtropfen lassen. Die Nudeln in ein Sieb abgießen und abtropfen lassen.
3. Das Erdnussöl in einer großen Pfanne oder in einem Wok erhitzen. Lauchstreifen und Knoblauchwürfel andünsten. Die Weißkohlstreifen zugeben, alles 2 bis 3 Minuten braten und mit Gemüsebrühe beträufeln.
4. Die Fleischstreifen unterziehen und einige Minuten schmoren lassen. Mit Sojasauce, Salz und Pfeffer würzen. Zuletzt die Spaghetti zum Erwärmen unterziehen. Mit Erdnüssen garnieren.

Tipp Zusätzlich können Sie noch Sojabohnensprossen, Mu-Err-Pilze und Zucchinistifte unterziehen. Das Fleisch kann auch separat kurz angebraten und dann unter das Gemüse gemischt werden.

Gegrillte Hähnchenkeulen mit Tomatenbohnen

Für 2 Portionen; Zubereitungszeit 40 Minuten

1 frischer Rosmarinzweig
1 Schalotte
1 Knoblauchzehe
2 Hähnchenkeulen
Salz, schwarzer Pfeffer
Paprikapulver edelsüß und rosenscharf
2 EL Olivenöl
250 g Prinzessböhnchen
200 g zerkleinerte Pizzatomaten (Tetra Pak)

Nährwerte pro Portion

504 kcal/2108 kJ
46 g Eiweiß
32 g Fett
7 g Kohlenhydrate

1. Den Backofen auf 200 °C (Umluft 180 °C) mit Grillstufe vorheizen. Den Rosmarin waschen und die Nadeln abzupfen. Die Schalotte und die Knoblauchzehe abziehen und fein würfeln.

2. Die Hähnchenkeulen unter fließendem kalten Wasser waschen und mit Küchenkrepp trockentupfen. Die Hähnchenkeulen mit Salz, Pfeffer und den beiden Paprikasorten würzen. Etwas Rosmarin mit 1 EL Olivenöl vermischen und die Keulen damit bestreichen.

3. Hähnchenkeulen auf das Grillgitter legen und für etwa 30 Minuten in den vorgeheizten Backofen schieben. Dabei mehrmals wenden.

4. In der Zwischenzeit die Prinzessböhnchen putzen und waschen. In einem Topf das restliche Olivenöl erhitzen und die Schalotten- und Knoblauchwürfel darin glasig dünsten. Die Bohnen hinzufügen, 2 Minuten andünsten und mit Pizzatomaten vermischen. Mit Salz, Pfeffer und Rosmarin würzen. Bei kleiner Hitze 5 bis 8 Minuten garen.

5. Das Bohnengemüse auf Teller verteilen und je zwei gegrillte Hähnchenkeulen dazugeben. Dazu passt sehr gut ein frisches Brot.

Tipp Grillen Sie gleich mehr Hähnchenkeulen, die Sie dann als Mittagessen in die Arbeit oder zu einem Picknick mitnehmen können. Dazu passt sehr gut Fladen- oder Ciabatta-Brot.

Quark-Grapefruits

Für 2 Portionen; Zubereitungszeit 10 Minuten; Gefrierzeit 2 Stunden

Nährwerte pro Portion

219 kcal/917 kJ
18 g Eiweiß
1 g Fett
27 g Kohlenhydrate

2 große Rosé-Grapefruits
250 g Quark (0,2 %)
1 TL flüssiger Süßstoff
8 Zitronenmelisseblättchen

1. Die Grapefruits halbieren. Eine davon auspressen und durch ein Haarsieb passieren. Die zweite Grapefruit aushöhlen und das Fruchtfleisch in Stückchen schneiden.

2. Den Quark mit Grapefruitsaft sowie mit Süßstoff glatt rühren und die Grapefruitstückchen unterziehen.

3. Die vier Grapefruithälften mit Früchtequark füllen und in den Gefrierschrank stellen.

4. Die Grapefruithälften nach 2 Stunden aus dem Gefrierschrank nehmen. Die Melisseblättchen waschen und in Streifen schneiden. Grapefruits mit Zitronenmelisse garnieren und servieren.

Melonenkörbchen mit Zabaione

Für 2 Portionen; Zubereitungszeit 30 Minuten

Nährwerte pro Portion

269 kcal/1126 kJ
6 g Eiweiß
7 g Fett
39 g Kohlenhydrate

1 süße Cantaloupemelone
150 g Himbeeren
2 Stängel Koriandergrün
2 Eigelbe (Größe S)
4 EL trockener Weißwein
1/2 TL flüssiger Süßstoff

1. Die Melone quer halbieren und das Fruchtfleisch mit einem Kugelausstecher zu Kugeln ausstechen. Restliches Fruchtfleisch so herausschneiden, dass die Hälften noch dekorativ bestückt werden können. Die Himbeeren waschen und mit Küchenpapier trockentupfen.

2. Das Koriandergrün waschen und trockenschütteln. Die Blätter abzupfen und fein hacken. Eigelbe zusammen mit dem Weißwein in einer hitzebeständigen Schüssel über einem heißen Wasserbad unter ständigem Rühren zu einer luftigen Creme aufschlagen. Kurz kalt schlagen und mit Süßstoff süßen.

3. Melonenkugeln und die Hälfte der Himbeeren in die Melonenhälften füllen. Mit Eiercreme löffelweise überziehen und mit den restlichen Himbeeren sowie dem Koriandergrün garnieren.

Papaya mit Kokosjoghurt

Für 2 Portionen; Zubereitungszeit 15 Minuten

1 reife Papaya (etwa 500 g)
50 g ungesüßte Kokosnussraspel
150 g magerer Naturjoghurt
1/2 TL flüssiger Süßstoff

1. Papaya schälen, längs halbieren, entkernen und jede Hälfte schräg in dünne Streifen schneiden. Die Papayastreifen gefächert auf zwei Teller geben.
2. Die Kokosnussraspel in einer Pfanne ohne Fett so lange rösten, bis sie duften. Vom Herd ziehen.
3. Joghurt mit Süßstoff und Kokosnussraspeln verrühren und die Papayastreifen löffelweise überziehen.

Tipp Sie können zusätzlich noch 50 ml ungesüßte Kokosmilch unter den Joghurt oder Magerquark rühren.

Nährwerte pro Portion

213 kcal/894 kJ
6 g Eiweiß
16 g Fett
11 g Kohlenhydrate

Geeister Ricotta

Für 2 Portionen; Zubereitungszeit 10 Minuten; Gefrierzeit 2 Stunden

2 Eigelbe (Größe S)
1 TL flüssiger Süßstoff
1/2 Bourbon-Vanillestange
300 g Ricottakäse
ungesüßtes Kakaopulver

1. Eigelbe mit Süßstoff sowie dem Mark der Vanilleschote cremig rühren. Den Ricotta unterziehen, kräftig durchrühren und in zwei Dessertschalen füllen.
2. Creme dick mit Kakaopulver bestauben und für etwa 2 Stunden in den Gefrierschrank stellen. Vor dem Servieren etwa 10 Minuten antauen lassen.

Tipp Dazu passen frische gemischte Beerenfrüchte.

Nährwerte pro Portion

329 kcal/1378 kJ
18 g Eiweiß
29 g Fett
1 g Kohlenhydrate

WOCHENPLAN FÜR PHASE I

Sie können die Gerichte aus der Rezeptphase I beliebig auswählen und zusammenstellen. Der folgende Wochenplan soll als Beispiel dafür dienen.

	Frühstück	Mittagessen	Abendessen
1. Tag	Lachsrühreier mit Dill (Seite 79) Tee oder Kaffee mit Süßstoff Mineralwasser	Thailändische Garnelensuppe (Seite 83)	Chili con Carne (Seite 93)
2. Tag	Nussiger Hüttenkäse (Seite 78) Tee oder Kaffee mit Süßstoff Mineralwasser	Parmesansalat mit Sardellen (Seite 84)	Gratinierte Kalbsschnitzel auf Auberginen (Seite 90)
3. Tag	Gratiniertes Röschen-Frühstück (Seite 80) Tee oder Kaffee mit Süßstoff Mineralwasser	Fruchtiger Selleriesalat mit Nüssen (Seite 85)	Jakobsmuscheln im Ingwersud (Seite 86)
4. Tag	Überbackene spanische Eier (Seite 80) Tee oder Kaffee mit Süßstoff Mineralwasser	Wokgemüse mit Kräutertofu (Seite 87)	Schweinelende auf Fenchelgemüse (Seite 88)
5. Tag	Gefüllte Frühstückspäckchen (Seite 81) Tee oder Kaffee mit Süßstoff Mineralwasser	Kalbsfrikandeau mit Kohlrabi (Seite 89)	Kalte Gemüsesuppe mit Garnelen (Seite 82)
6. Tag	Power-Quarkrollen (Seite 78) Tee oder Kaffee mit Süßstoff Mineralwasser	Aceto-Schnittchen auf Parmesan-Mangold (Seite 94)	Putenschnitzel mit Thunfischsauce (Seite 94)
7. Tag	Frühlingspfanne mit Eiern (Seite 79) Tee oder Kaffee mit Süßstoff Mineralwasser	Gefüllte Burger auf Erdnuss-Brokkoli (Seite 97)	Zimtiges Rinderfilet mit Paprikaschoten (Seite 91)

Erlaubte Zwischenmahlzeiten an jedem Diättag sind: 1 Stück Mozzarella, Gurkenrohkost oder 1 Stück fettarmer Käse.

WOCHENPLAN FÜR PHASE II

Sie können alle Rezepte von Phase I und Phase II nach Belieben verwenden.

	Frühstück	Mittagessen	Abendessen
1. Tag	Joghurtquark mit Früchten (Seite 96) Tee oder Kaffee mit Süßstoff Mineralwasser	Bauch-Weg-Eintopf (Seite 102)	Grilltomaten mit Straußenstew (Seite 118)
2. Tag	Gemüse-Schinken-Brot (Seite 97) Tee oder Kaffee mit Süßstoff Mineralwasser	Soljanka mit Hackfleisch (Seite 102)	Bulgursalat (Seite 105)
3. Tag	Kleie-Frucht-Quark mit Petersilie (Seite 97) Tee oder Kaffee mit Süßstoff Mineralwasser	Putensalat mit Vollkornreis (Seite 106)	Lachseier in Salatnestern (Seite 107)
4. Tag	Tomatencocktail mit Früchten (Seite 99) Tee oder Kaffee mit Süßstoff Mineralwasser	Spargel-Wokgemüse mit Redsnapper (Seite 113)	Döner mit Joghurtsauce (Seite 117)
5. Tag	Frühstücksbrötchen mit Speck (Seite 98) Tee oder Kaffee mit Süßstoff Mineralwasser	Lammburger im Salatblatt mit Käsesauce (Seite 116)	Lachs mit Gemüsen (Seite 112)
6. Tag	Morgenphantasie (Seite 99) Tee oder Kaffee mit Süßstoff Mineralwasser	Auberginenmus mit Schillerlocken (Seite 114)	Blumenkohlsalat mit Hüttenkäsedressing (Seite 103)
7. Tag	Haferflockenjoghurt mit Beeren (Seite 96) Tee oder Kaffee mit Süßstoff Mineralwasser	Minze-Kaltschale mit Flusskrebsen (Seite 101)	Gemüsesuppe mit Käse (Seite 101)

Für Zwischenmahlzeiten bzw. schnelle Hauptgerichte finden Sie Ideen auf den nächsten Seiten ...

TIPPS & TRICKS

Wenn's schnell gehen muss ...

Speziell für Berufstätige ist es sicher nicht immer einfach, zweimal am Tag warm zu kochen. In der Regel ist man auf den schnellen Gang ins Restaurant sowie zum Kiosk oder Supermarkt »um die Ecke« angewiesen, um eine Büromahlzeit oder etwas für den kleinen Hunger zwischendurch zu besorgen. Im Folgenden finden Sie daher ein paar Ideen, wie Sie Ihren (S)low carb-Wochenplan sicher nicht unterbrechen müssen.

Schnelle Mahlzeiten für Phase I

Bei der strengen Abnehmphase I sollten Sie keine Früchte essen, denn sie enthalten zu viel Kohlenhydrate. Greifen Sie lieber auf praktische Eiweiß-Snacks zurück:

- Cocktailshrimps
- Käsewürfel (mit niedrigem Fettgehalt)
- Klare fettreduzierte Brühe
- Röllchen aus rohem oder geräuchertem Schinken mit Zucchini, Salatgurke oder Stangensellerie

Schnelle Mahlzeiten für Phase II und III

In Phase II sind bereits kleine Mengen, in Phase III größere Mengen an Kohlenhydraten erläutert. Genießen Sie grundsätzlich kohlenhydratbewusst und eiweißbetont.

- Hüttenkäse (mit niedrigem Fettgehalt)
- Naturjoghurt (mit niedrigem Fettgehalt)
- Mozzarelline (kleine Kugeln) und Kirschtomaten
- Döner mit Salat (ohne Fladenbrot) zum Mitnehmen
- Brathähnchen zum Mitnehmen
- Fischspieß mit Salat zum Mitnehmen
- 1 Stück fettarmer Käse
- 1 hart gekochtes Ei
- 1 Apfel

- 1 sehr kleine Handvoll Nüsse
- einige Wassermelonenspalten
- 1 Grapefruit
- Klare Kraftbrühen (Glas) – nach Belieben erweitern mit frischen Gemüsestreifen oder Streifen von geräucherter Puten oder Kochschinken
- Salat-Wrap mit Thunfisch (Dose, im eigenen Saft) und frischen Gemüsewürfeln

Das können Sie im Büro zubereiten ...

Neben den Beispielen für den Mittagseinkauf (siehe linke Seite) können Sie sich auch kleine Gerichte zu Hause vorbereiten oder aus mitgebrachten Lebensmitteln an der Arbeitsstelle zubereiten – das geht schnell, ist frisch und schmeckt garantiert!

Gemüsestangen mit Hüttenkäse

Stangensellerie, Fenchel, Paprikaschote und Zucchini in Stäbe schneiden. Hüttenkäse mit 1 Esslöffel Rapsöl, 1 Spritzer Zitronensaft, etwas Salz und Pfeffer sowie ein wenig gehackter Petersilie – falls zur Hand – verrühren. Das reinste Dip-Vergnügen ...

Obstsalat mit Zimtjoghurt

Früchte nach Belieben – z. B. Äpfel, Birnen, Orangen, Mandarinen, Ananas, usw. – klein schneiden und mit etwas Zitronensaft und 1 Spritzer flüssigem Süßstoff vermengen. 1 Becher Naturjoghurt mit 1 Prise gemahlenem Zimt verrühren und darüber geben. Feinschmecker-Tipp: Mit Mandeln verfeinern.

Räucherlachs-Lasagne mit Ei

Räucherlachsscheiben abwechselnd mit Salatblättern (Rucola, Eisberg oder Kopfsalat) und Tomatenscheiben in eine Pausenbox schichten. Jede Lage mit Pfeffer oder frisch geriebenem Meerrettich würzen. Mit Scheiben eines hart gekochten Eis abdecken.

Kunterbunte Pausenbox

Käse, Paprikaschoten, Gurke und Fenchel putzen und in mundgerechte Happen schneiden – das Gemüse und den Käse können Sie auch nebenbei naschen!

Erdbeeren im Schinkenmantel

Erdbeeren waschen und einzeln in eine hauchdünne Scheibe Parmaschinken oder Räucherschinken Ihrer Wahl wickeln. Nach Belieben noch in grob geschrotetem Pfeffer wälzen.

Zitrusfrüchte mit Oliven

Filets von 1 rosa Grapefruit und 1 Orange mit 100 Gramm grünen und schwarzen Oliven sowie ein paar Fenchelstreifen vermischen. 1 Esslöffel Olivenöl und etwas bunten Pfeffer darüber geben. Der mediterrane Slow-carb-Snack!

Tipps für den Restaurantbesuch

Wenn Sie nicht selbst kochen, sondern auswärts essen, wollen Sie natürlich Ihr Slow-carb-Konzept fortsetzen. Egal, ob im Restaurant, in der Kantine oder beim schnellen Imbiss – im Prinzip lässt sich überall problemlos nach dem Eiweiß-Prinzip essen. Wie das geht? Auf dieser Seite finden Sie Tipps, damit Ihnen die Weiterführung Ihrer Slow-carb-Diät nicht schwer fällt und garantiert gelingt:

Cucina italiana

In italienischen Restaurants sind Caprese (Mozzarella und Tomaten), Carpaccio (Rohes Rindfleisch, dünn geschnitten) oder Vitello tonnato (Gekochte Kalb-

↘ Mediterrane Küche – ohne Brot

Leider ist in allen mediterranen Ländern das Brot die wichtigste Beilage – versuchen Sie hier zu widerstehen. Dafür ist das ebenso essenzielle Olivenöl durchaus erwünscht! Von Vorteil ist bei der mediterranen Küche, dass die Mahlzeiten meist nicht aus unserer traditionellen Kombination Fleisch oder Fisch mit Beilage bestehen, sondern die Beilagen getrennt als Gang vorher oder nachher gereicht werden.

fleischscheiben in Thunfischsauce) immer eine tolle Art »abzunehmen«. In der Eiweißphase II und III bestellen Sie am besten einen italienischen Käseteller mit Nüssen und Früchten. Achten Sie auf alle Fälle immer darauf, dass viel »gesunde Füllstoffe« wie Gemüse und Salate das Fundament Ihrer Mahlzeit bilden.

Beim Spanier oder Griechen

Weitere Varianten der Slow-carb-Diät können Sie in spanischen oder griechischen Restaurants sehr gut praktizieren. Beim Spanier werden Sie mit den vielzähligen fleisch- und fischhaltigen Tapas z. B. Ihre richtige Wahl für diese leckere Diät treffen, beim Griechen bieten sich ganze Fische vom Grill mit Kräutern sowie Fleisch- oder Bohneneintöpfe hervorragend an.

Steaks und Fisch – Eiweiß pur

Selbstverständlich sind Steakhäuser und Fischrestaurants prädestiniert für die Slow-carb-Diät. Ein lecker zubereitetes Stück Fleisch oder Fisch zusammen mit Salat, aber ohne Nudeln, Kartoffeln, Reis oder Brot als Beilage lassen sich hier immer auf der Speisekarte finden. Aber bitte nicht schwach werden, wenn zum Aperitif automatisch Brot und Butter auf den Tisch kommen. Halten Sie sich dann – vor allem in den Phasen II und III – besser an Gemüsestifte mit einem Kräuter-Quark-Dip.

Asiatische Restaurants

In Thai-Restaurants sind die Curries zu empfehlen, beim Chinesen vor allem Gemüsegerichte aus dem Wok mit Tofu, Fleisch oder Fisch. Bitte achten Sie dabei auf die mögliche Verwendung von Zusatzstoffen – das wird normalerweise in der Menükarte deklariert, eventuell nachfragen, damit z. B. kein unpassender Zucker (Palmzucker) im Gericht ist. Weiterhin können Sie in asiatischen Restaurants gegrillte Hähnchen mit viel Weißkohlsalat oder einem gemischten Salat bestellen. Da in fast allen Ländern des fernen Ostens Reis der wichtigste Kohlenhydratträger ist, bevorzugen Sie hierzu den angebotenen Basmati-Reis, allerdings in nicht zugroßen Mengen.

Für besondere Anlässe bietet sich in exklusiven asiatischen Restaurants ein Suppenfondue an. Hier können Sie nach Belieben aus Frühlingszwiebeln, Austernpilzen, Chinakohl, Sprossen sowie Rindfleisch und Lachsfilet wählen – und feiern garantiert ein Slow-carb-Fest!

LITERATUR

Aberle, J.; Greten, H.: Zur Epidemiologie, Ätiologie und Therapie der Adipositas. Hamburger Ärzteblatt 6 (2004) 274–277

Agatston, A.: Die South Beach Diät. München 2004

Arjmandi, B. H. et al.: Soy protein has a greater effect on bone in postmenopausal woman not on hormone replacement therapy, as evidenced by reducing bone resorption and urinary calcium excretion. J. Clin. Endocrinol. Metab. (2003) 3: S. 1048–1054

Atkins, R.: Die neue Atkins-Diät. München 2004

Biesalski, H. K. et al. (Hrsg.): Ernährungsmedizin. Stuttgart 2004

Brand-Miller, J. et al.: The New Glucose Revolution. New York 2003

Colagiuri, S.; Brand-Miller, J.: Die »Carnivore-Connection« – Evolutionäre Aspekte der Insulinresistenz. Ernährungsforum 2000 der CMA, Hamburg

Cordain, L.: Die Ernährung neuzeitlicher Jäger und Sammler und ihre Bedeutung für die Verhütung von ernährungsabhängigen chronischen Erkrankungen. Ernährungsforum 2000 der CMA, Hamburg

Cordain, L.: »Fett als seltene Delikatesse«. Interview in: FOCUS 25/2004, S. 82–83

Cordain, L. et al.: Plant-animal subsistence ratios and macronutrient energy estimations in worldwide hunter-gatheres diets. Am. J. Clin. Nutr. (2000) 71: S. 682–692

Das Erste.de – W wie Wissen – Weg mit dem Speck – Sinn und Unsinn von Diäten. Sendung vom 21.04.2004. Druckversion

Degen, R.: Mit Steinzeitdiät gegen Kohlenhydratexzess. Tabula 1 (2001), S. 10–11

DGE-Experten-Workshop: Low carb – high fat? Ernährungs-Umschau 51 (2004) 8, S. 332–333

Eades, M. R. und M. D.: The Protein Power Lifeplan. New York 2000

Flechtner-Mors, M.: Eiweiß in der Adipositastherapie: Darf's ein bisschen mehr sein? Godesberger Ernährungsforum 2004 der CMA

FOCUS (Magazin): Die Diät-Revolution. Das Geheimnis von Fett und Kohlenhydraten, Nr. 25 v. 14. 06 2004, S. 68–80

Foster, G. D. et al.: A randomized trial of a low-carbohydrate diet for obesity. N. Engl. J. Med. (2003) 348: S. 2082–2090

Gola, U.: Ernährungsmedizin in der Praxis des niedergelassenen Arztes. In: Ernährungsmedizin (Biesalski et al., Hrsg.), Stuttgart 2004, S. 687–712

Groenewald, M.: Brauchen wir eine neue Ernährungspyramide? Ernährungs-Umschau 51 (2004) 8, S. 308–312

Hamm, M.: Fit, gesund und schlank mit dem GLYX. München 2003

Hamm, M.: Vital mit Soja. Neustadt an der Weinstraße 2004

Hamm, M; Bohlmann, F.: Die ideal Diät. München 2004

Hamm, M.; Ludwig, C.: Schach dem Schmerz. Mit der richtigen Ernährung gegen chronische Schmerzen. Frankfurt 2003

Hamm, M.; Scholz, A.: Musclefood. München 2003

Helberg, D.; Hamm, M.: Die Fit for Fun Basic-Diät. München 2001

Heller, R. und R.: Healthy for Life. New York 1995

Huether, G.: Kann Essen glücklich machen? In: Ernährungsforum des Instituts Danone für Ernährung e. V. »Essen als Droge«, 11.05.1999
Kasper, H.: Ernährungsmedizin und Diätetik . München, Jena 2004
Kopp, W.; Begusch, B.: Essen Sie sich schlank! Graz 2002
Lutz, W.: Leben ohne Brot. Die wissenschaftlichen Grundlagen der kohlenhydratarmen Ernährung. Gräfelfing 1998
Montignac, M.: Die Montignac-Methode. Offenburg 1999
Oberbeil, K.: Der Diät Test. Münster 1991
Öko Test Ratgeber Diät. Reinbek 1989
Pape, D.; Schwarz, R.; Gillessen, H.: satt schlank gesund – Das Ernährungs-Praxisbuch nach dem Insulinprinzip. Köln 2003
Prinzhausen, J.: Arbeitsbuch Abnehmen. Ernährungsformen für verschiedene Stoffwechseltypen. Hamburg 2003
Remer, T.; Manz, F.: Paleolithic diet, sweet potato eaters, and potential renal acid load. Am. J. Clin. Nutr. (2003) 78: S. 802– 803; author reply S. 803 – 804
Samaha, F. F. et al.: A low-carbohydrate as compared with a low-fat diet in severe obesity. N. Engl. J. Med. (2003) 348: S. 2074 – 2081
Sears, B.; Lawren, B.: Das Optimum – Die Sears Diät. München 1999
Simopoulos, A.; Robinson, J.: The Omega Plan. New York 1998
Singer, P.: Was sind, wie wirken Omega-3-Fettsäuren? Frankfurt 2000
Spence, L; Weaver, M.: New Perspectives on Dietary Protein in Bone Health. Preface. J. Nutr. (2003) 133: S. 850 – 851
Stern, L. et al.: The effects of low-carbohydrate versus conventional weight loss diets in severely obese adults. Ann. Intern. Med. (2004) 140: 778-785
Vernon, M. C.: Atkins Diabetes Revolution. New York 2004
Wernig, C.; Korte, S.: Die Metabole Diät. Seekirchen 2004
Willett, W.: Is dietary fat a major determinant of body fat? Am. J. Clin. Nutr. (1998) 67: suppl. S. 556–562
Willett, W.: Eat, drink and be healthy. The Harvard Medical School Guide to healthy eating. New York 2002
Worm, N.: Steinzeitdiät – ein Modell für eine gesunde Ernährung. Informationsdienst Fleisch aus Deutschland, Ausgabe 9/2000 (Hrsg. CMA)
Worm, N.: Glücklich und Schlank. Mit viel Eiweiß und dem richtigen Fett. Die LOGI-Methode in Theorie und Küche. Lünen 2003
Worm, N.: Obst und Gemüse als Knochenschutz. Phoenix Ärztemagazin 3/2003
Wurtman, R. J. und J. J.: Carbohydrates and Depression. Scientific American (1989) 260: S. 68 – 75
Young, S. N.: Some effects of dietary Components on brain serotonin synthesis, mood and behavior. Can. J. Physiol. Pharmacol. (1991) 69: S. 893

Die Nährwerte wurden mit dem Programm EBIS pro auf der Grundlage des Bundeslebensmittelschlüssels berechnet

SACHREGISTER

REZEPTREGISTER

Bibliografische Information Die Deutsche Bibliothek
Die Deutsche Bibliothek verzeichnet diese Publikation in der Deutschen Nationalbibliografie; detaillierte bibliografische Daten sind im Internet über http://dnb.ddb.de abrufbar.

Wichtiger Hinweis
Die im Buch veröffentlichten Ratschläge wurden von Verfasser und Verlag sorgfältig erarbeitet und geprüft. Eine Garantie kann dennoch nicht übernommen werden. Ebenso ist die Haftung des Verfassers bzw. des Verlages und seiner Beauftragten für Personen-, Sach- und Vermögensschäden ausgeschlossen.

Projektleitung: Kathrin Gritschneder
Redaktion: Christopher Hammond
Korrektorat: Damla Özbay
Layout und Satz: SOFAROBOTNIK, Augsburg & München
Bildredaktion: Sylvie Busche (Ltg.), Margit Schultzke
Bildnachweis: GettyImages / Leigh Beisch S. 36; ImageSource S. 8; Zefa / Creasource S. 58; Stockfood / Amos Schliack S. 74.
Umschlagkonzeption: ZERO, München
Herstellung: Dagmar Guhl
Reproduktion: kaltnermedia, Bobingen
Druck und Bindung: APPL, Wemding

Printed in Germany
Gedruckt auf umweltfreundlich chlorfrei gebleichtem Papier.
ISBN 3-426-64180-1

5 4 3 2 1